健康是人生第一財富

金塊文化

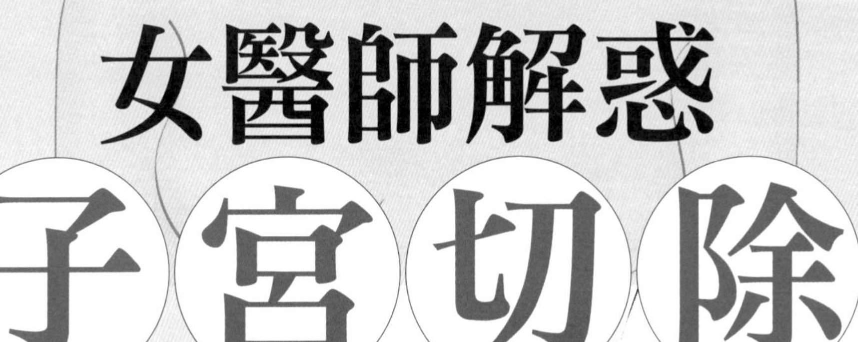

女醫師解惑 子宮切除

張錦秀◎著

寫給被子宮疾病
困擾的女性

目錄

CONTENTS

第三章 行子宮切除術的常見疾病 94

第四章 術前準備 174

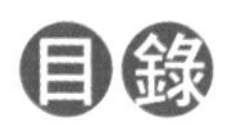

為什麼要寫這本書？

先講一個真實的故事。

在我婦產科醫生的職業生涯中，有件事給我留下深刻的印象。

她是一位公務員，住在我負責的病床上，38歲，有一個孩子。近幾年發現了患有子宮腺肌瘤，嚴重的經期腹痛，而且越來越加重。每次月經期都要到門診吊點滴，並且吃大量的止痛藥，才能度過令她生畏的那幾天。

而且超音波監視了兩三年，她的腺肌瘤越長越大，已經超過一個拳頭大小，開始出現頻尿和便秘。

在門診請主任看病後，跟她分析，她距離停經還有十餘年時間，現在腺肌瘤增長比較快，症狀明顯，建議她行次全子宮切除手術。她回診了幾年，也對這個病有一定的瞭解了，也就決定接受手術。

住院後，進行了術前常規的輔助檢查，她心肺功能良好，肝腎和血液指標都很正常，可以接受手術，拿到結果後，就在辦公室進行了術前的談話。

首先是交代因為患者現在還年輕，不到40歲，所以保留宮頸，只切除宮體。子宮頸本身也可能出現肌瘤、腺肌瘤，雖可能性較小，但宮頸上皮可能出現一些增生，少數有可能惡變，也就是宮頸癌。要每年進行一次篩查。如果保留的宮頸出現什麼問題，還要再手術一次。因為本身就是手術後的宮頸殘端，周圍組織瘢痕化，再次手術難度比較大，風險和併發症更多。

她顯然沒有考慮過這個問題，點點頭，開始皺眉。

然後交代這次手術的各種風險和併發症，羅列了十幾條。

她沒有想到我們不能完全向她確保手術安全，她的臉色開始不悅。

最後交代手術後痛經還有復發的可能。可能有子宮內膜在盆腔臟器表面、漿膜面、卵巢內種植。子宮切除後，沒有新的內膜進入腹腔，但是現存的異位灶還可能繼續生長。這種病的根治手術是全子宮加上雙側卵巢輸卵管全切除，但是，她這個年齡不適合切除卵巢，切了就立刻進入更年期了。

這麼多問題，顯然是她沒有預料到的。手術還有這麼多風險，而且還不一定能根治。她開始動搖要不要進行手術。

這種情況下我們說服她出院考慮，因為還有很多患者等待床位。

她氣哭了，轉身憤然離開辦公室，收拾東西離開了醫院。

第三天，他們又回來了，而且陪同有衛生局的高層和他們單位的主管，院長和門診主任也出席了討論。由於在門診沒有說清楚手術風險、術後復發問題，就讓她來住院，三天的住院費，所有的檢查費，都由我們醫院負擔。對於住院三天給她帶來的工作耽誤和不必要的射線檢查、穿刺抽血等損害，還要向她道歉。

事後，有幾位醫生非常生氣，說她身為幹部，卻仗勢欺人。但是，我第一次從另一個角度來看待這個問題，我認為她說得也有道理。我們醫院經常有這樣在術前談話的時候決定放棄手術的患者，但她是第一個，不僅敢於向自己不瞭解的手術說「不」，而且還追討術前醫療費的患者。

她是公務員，很懂得維護自己的權利。事實上，更多要接受手術的患者，或者已經手術過的患者，對這個手術還是知之甚少。

子宮是婦女至關重要的器官，子宮切除手術對於婦女來說是一個重大的決定，在作出這個決定之前，要對自己的疾病和這個手術充分瞭解。患者在瞭解疾病性質和手術適應症以後，要積極參與手術方案的制訂，對手術後的結果充分估計和期待。因此，我寫這本書就是為了詳細介紹子宮切除手術和相關知識。

全國每年超過一百萬例子宮切除手術，是僅次於剖腹產的第二大婦產科手術。除了因為產科大出血而行子宮切除術之外，其他的子宮切除都不是急診手術。有足夠的時間讓患者讀完這本書。

人類天生對疾病具有恐懼，對醫院有抗拒，而恐懼往往來源於不瞭解。這本書就是希望增加患者對疾病和治療方式的瞭解，通過瞭解，增加戰勝疾病的信心。

選擇正規的醫院、信任的醫生。在此之餘，讀一些醫學科普書籍作為補充，多瞭解一些疾病和治療的知識，起到醫生治療之外的輔助治療，增加醫患交流，減少醫患糾紛，這也是我寫這本書的目的。

這本書就是專門介紹
女性生殖系統疾病和
子宮切除手術的。

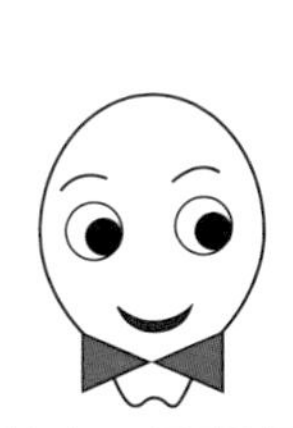

主持人：子宮康康

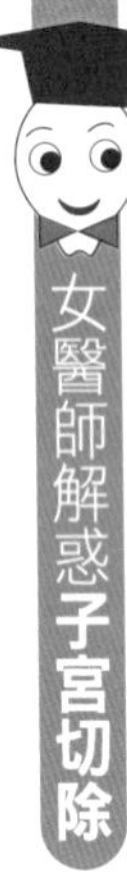

開場白：先掃除兩種錯誤觀點

學習關於子宮切除手術的醫學知識前，先要掃除兩種截然相反的錯誤觀點。而這兩種錯誤觀點，在人群中相當普遍。

第一種觀點，往往來自患者和家屬：絕對不能切子宮！女人切了子宮就不是女人了，要誓死保衛子宮。

有一位著名的女演員，在影視歌壇都有出色表現，扮演過很多膾炙人口的角色，也演唱過很多傳唱一時的歌曲，為了事業一直推遲結婚生子的年齡。但是，在不到40歲的時候，體檢時發現了早期宮頸癌。如果當時切除子宮，術後生存率超過90%。但是她拒絕手術，理由就是：要做完整的女人，不能沒有子宮。任由早期子宮頸癌發展到晚期，這位著名的女演員還在事業的頂峰，香消玉殞。生命都沒有了，子宮還有什麼用？

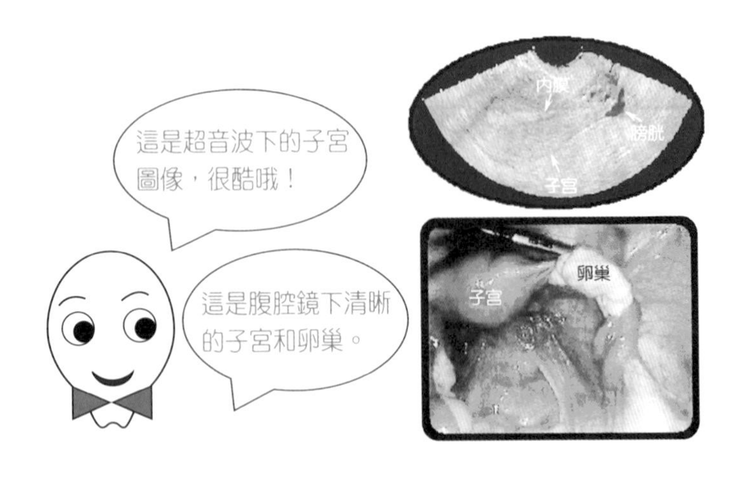

另有一位男士，妻子（舉行婚禮但未登記）在生產後，由於胎盤植入子宮肌層，出現了致命的大出血，醫生要求他簽字切除子宮保命。他堅決不簽字，理由就是女人不能沒有子宮，他們還要再生孩子。後來，產婦生命垂危了，醫生再次懇求他簽字，他簽下了「醫生要求切除子宮」這幾個字。可惜，錯過了最佳手術時間，產婦出現失血性休克，彌散性血管內凝血，死亡已經不可逆轉。

產婦死亡後，他以兒子代理人的身份將醫院告上法庭。要求醫院給予百萬元的賠償，用於嬰兒的撫養、教育等。卻絲毫沒有反思，自己拒絕簽字耽誤了妻子切除子宮止血的最佳時機。

子宮的確是神聖的、孕育生命的宮殿，子宮對婦女的意義無比重大。但是，當子宮發生病變的時候，尤其是威脅生命的時候，必須切除子宮的情況下，要尊重醫生的意見，接受手術。生命畢竟是最寶貴的。

即使還沒有威脅生命，持續的子宮出血、痛經、盆腔疼痛、性交痛、尿頻、尿失禁、嚴重的慢性感染，在影響生活品質的時候，也沒有必要忍受長期的痛苦來保住子宮。而且，在子宮發生嚴重病變的時候，生育能力也下降殆盡，好發不孕、流產、胎兒生長受限等病。在患有嚴重的慢性疾病的情況下，在醫生認為應該進行子宮切除手術的時候，及時行子宮切除術，可提高生活品質。

另一種觀點，往往來自醫生，曾經有一位歐洲著名婦產科學家也曾經這樣主張過，後來被否定：子宮是生殖器官，生過孩子的人，子宮就沒有用了，又成為出血、疼痛、炎症、癌症的好發器官，應主張放寬子宮切除指徵。

48歲的張女士，已經月經減少近6個月，忽然又出現陰道持續出血，而且出血量較大，伴有血塊。她非常緊張和迷惑不解：已經停經了，為

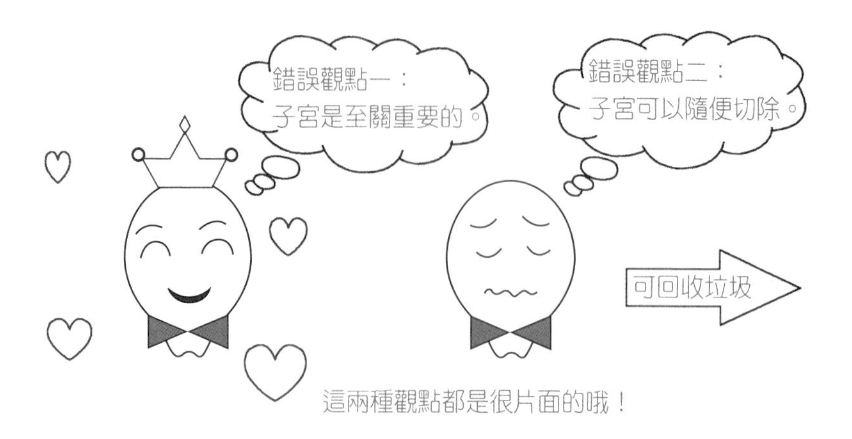

什麼會出現這樣的情況，不會是什麼「不好的疾病」吧。她找到婦產科醫生，述說了自己的擔心。醫生檢查後，認為雖然沒有發現嚴重器質性變化，但是張女士這個年齡已經不能生育，反復出血極容易導致貧血，又要時刻警惕癌症。跟張女士溝通後，進行了全子宮雙附件切除術。

術後，張女士出現嚴重的停經症狀，潮熱，出汗，情緒低落，依靠服用雌激素替代治療。她本來就身體較虛弱，術後休息了幾個月，公司只能找人替代她的職務，張女士在病假結束後，沒有回到原來的工作單位，辦理了提前退休。

術後病理顯示，張女士並沒有器質性的病理改變，只是更年期功能失調性子宮出血。

在一些醫院，尤其是在隨訪能力差的偏僻地區，由於對惡性腫瘤的監測能力不足，和對內分泌治療不夠重視，常常以子宮切除作為治療婦科疾病的首選方式。這種觀點和做法還有一個專有名詞叫「過度治療」。

事實上，任何手術都屬於有創傷的治療方案，子宮切除也是保守治療無效採取的治療方式。例如：功能失調性子宮出血，尤其是僅有一兩次異常出血的情況，一定要經過充分的內分泌治療，大部分患者通過內分泌治療就可以達到止血的目的。只有在一切保守治療均無效的時候，才考慮手術切除子宮。還有，育齡婦女很常見的子宮肌瘤，在沒有症狀或僅有輕度壓迫症狀或者月經稍微增多的情況下，沒有必要進行手術治療。

子宮雖然只是一個肌性的生殖器官，但是手術的損傷、切口問題、韌帶對骨盆底的承托、心理的壓力、術後恢復、對事業的影響，都是要考量的。因此，也不要輕易決定做子宮切除手術，權衡利弊，慎重選擇。

認為子宮絕對不可以切除，和認為婦科疾病首選子宮切除，都是錯誤的。

在醫學上，任何有創傷的治療，都要在治療的好處明顯大於醫源性創傷的壞處，治療的風險又明顯小於疾病的危害時，才可以實施。在有幾種治療方案可供選擇的時候，要爭取效率最高、同時損傷最小的方案。如果兩種方案效益與風險大致相當，要詳細跟患者介紹利弊，患者本人的傾向也是要著重考慮的。

為了避免一些主觀、客觀意見對正確選擇治療的影響，世界衛生組織（WHO）、世界婦產科醫師聯盟（FIGO）、美國腫瘤醫師協會（NCCN）、英國婦產科醫學會（RCGO）等，都推出各種婦科疾病的診斷治療指南，細化、量化各種疾病的治療方案。而且，每一兩年就會根據各個醫療機構的研究成果、論文和病例報告對舊的指南作出修改，制定出最接近合理的指導性方針。我國衛生和計劃生育委員會、中華醫學會也會推出適應我國國情和患者情況的診斷和治療指南，為手術提供

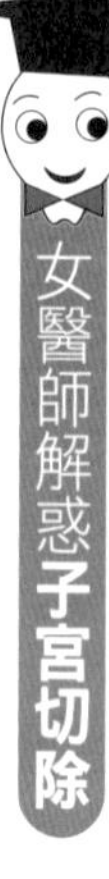

客觀的依據和統一標準，避免人為偏差。

國內的子宮切除手術現狀

國內婦女接受子宮切除手術的比例，較發達國家比例低。美國婦女達到了每五人就有一人接受了子宮切除手術的水準，美國每年有60萬次子宮切除手術。由於經濟發展水準和醫學發展水準不同，醫生和患者對風險和受益的側重不同，國內沒有那麼高比例的子宮切除手術。

其中，子宮肌瘤之類的良性疾病，在保守和積極治療之間，選擇更符合國情，更符合傳統習俗的方式，無可厚非。我國婦女傾向於忍受痛苦，而不願意在身上動刀、動剪，對生育能力非常重視。

但是，還有很多惡性腫瘤、癌前病變，導致嚴重貧血的病變、結核蔓延、反復感染的情況，沒有得到及時、必須、有效的子宮切除手術，嚴重損害了婦女的健康、生活品質和預期壽命，這一點顯示了我國與發達國家的差距。

正確選擇子宮切除手術，合理治療婦科疾病，延長婦女預期壽命和提高生活品質，是我們努力的目標。

第一章

孕育新生命的宮殿——子宮

要瞭解子宮切除手術，先要知道一些基本的解剖知識和生理知識：子宮是什麼樣子？她周圍有哪些鄰居？子宮是怎樣工作的？月經是怎麼回事？為什麼會月經失調？子宮是怎樣承擔懷孕和分娩這兩項重要任務的？這些知識對理解後面的內容很有幫助。

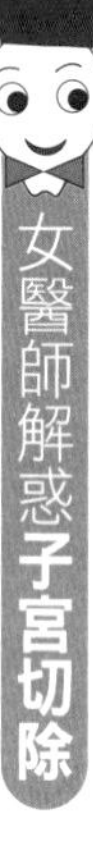

子宮和她的鄰居們——女性生殖系統

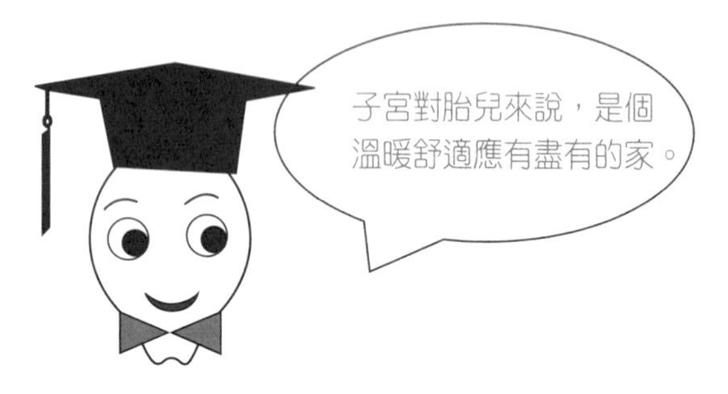

女性生殖系統包括外生殖器和內生殖器。

打一個通俗的比喻：很多人喜愛花朵。花卉培育、插花都是高雅的藝術。事實上，女性生殖系統於人類，跟花朵於植物的解剖位置和生理功能是完全一樣的。花朵就是植物的生殖器官，生殖器官的生理作用就是繁殖後代。仔細觀察，會發現花朵下面都有一個小果實，那就是植物的子宮，種子在果實裡面發育，跟人類的孩子在子宮裡發育是異曲同工。

外生殖器

婦女外生殖器最前面是隆起的脂肪墊，稱為「陰阜」，最後面是會陰體。兩側是一對皮膚皺襞，稱為大陰唇，它們在正常狀態下自然合攏，是婦女生殖系統防止病原體侵入的第一道防線。

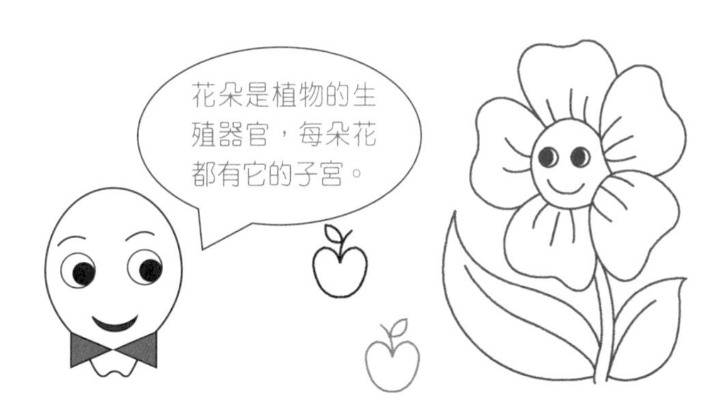

兩側大陰唇內，為一對小陰唇，小陰唇的前聯合包繞著陰蒂，中間為外陰前庭，後為陰道口，覆蓋著處女膜。

整個外陰都是婦女的性敏感區域，小陰唇和陰蒂更是婦女性喚起的極敏感區域，刺激這些區域能讓婦女達到或更容易達到性高潮。

處女膜位於陰道口，其薄厚、形狀、開口大小，個體差異很大。一部分女性在初次性交會發生處女膜破裂。但是，很多女性在少女時期，因為做體操、跨越、騎自行車等劇烈運動時，已經發生過處女膜破裂；還有一些女性的處女膜孔足夠陰莖進入，而不會發生出血；也有一部分女性，處女膜過於肥厚，孔徑小，必須經外科手術切開才能性交。因此，用處女膜是否破裂出血來檢驗女性是否為「處女」，可說誤差極大。

內生殖器

陰道

女性的性交器官是精子進入、經血和胎兒排出的器官。下端開口於外陰，上端包繞著宮頸，形成陰道穹隆。子宮頸下端有1~2公分的部

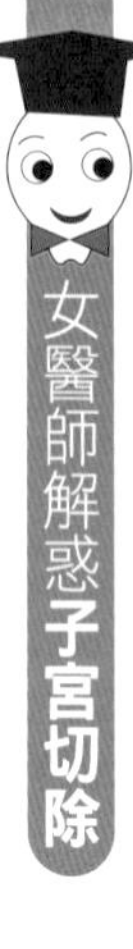

分凸出於陰道，被陰道穹隆所包繞。因此，因良性疾病而行子宮全切後，縫合的陰道斷端，並不會影響陰道的深度，或縮短在1公分以內。患者的性伴侶感覺不到任何差別。

你知道陰道裡有多少細菌嗎？每平方公分的數量多到需用10^7（千萬）來計數。陰道常駐菌群達50餘種，其中乳酸桿菌是正常優勢菌群，它們分解糖原形成乳酸，保持陰道的酸性環境，抑制致病菌生長。桿菌與球菌的正常比例為4：1。一旦菌群失調，桿菌減少，而球菌、黴菌及其他雜菌佔優勢，則形成陰道炎或陰道病。因此，微生態健康則陰道健康。

陰道濕潤溫暖，經常有分泌物和血液通過，開口寬闊，距離肛門很近。這樣的環境如果要保持無菌，太困難了。所以，既然不能保持無菌，就讓它長滿有益菌，通過生物競爭來抑制有害菌侵入。這是婦女生殖系統防止病原體侵入的第二道防線。

女性的外陰和陰道有自潔的生理功能，在身體亞健康的情況下，免疫力低下或高血糖、人工流產等操作下，這種自潔功能會被破壞。在致病性非常強的細菌（如淋球菌）的攻勢下，這種自潔作用也很有限（淋球菌正在世界各地產生多重耐藥）。因此，休息、營養、控制血糖、減少人工流產、注重性衛生，是保持女性外生殖器健康的關鍵。

您是不是會認為，既然健康的陰道內有大量細菌，那麼子宮、輸卵管、盆腔裡面也一定有很多細菌了？

不是這樣的。陰道穹隆是盲端，陰道與子宮頸通過非常狹小的子宮頸管相通，而子宮頸管被宮頸黏液栓封閉。宮頸黏液栓下1/3是有少量細菌的，上2/3是無菌的。因此，健康的子宮、輸卵管和盆腔都是無菌的環境。宮頸黏液栓是婦女生殖系統防止病原體侵入的第三道防線。

宮頸黏液栓能夠阻擋細菌，那麼也阻擋精子嗎？

宮頸黏液栓的機械阻擋作用，對細菌和精子是平等對待的。但是，細菌的運動是無方向性震動，而精子靠尾部的運動能夠向前游動，在排卵期前後，宮頸會發生細微的利於精子通過的變化。

只有強健的精子才能通過宮頸黏液栓，這是對優秀精子的篩選。精子從附睾到達輸卵管壺腹的旅程，是它本身長度的7萬倍，數億精子到達目的地的只有幾百，這個比例是百萬分之一。

言歸正傳，陰道是女性生殖器官與外界相通的途徑，因此，它跟子宮切除手術密切相關。

通過陰道可以進行多種婦科檢查和治療

通過陰道窺器，可以直接暴露宮頸，肉眼觀察或通過陰道鏡診斷宮頸疾病，進行宮頸細胞學、陰道鏡、病理活檢，可以完全篩查出宮頸癌前病變，使宮頸癌成為整個人體第一個可完全預防的癌症。

通過陰道途徑可以進行超音波檢查，解析度和準確率都高於經腹壁超聲檢查；通過陰道可以進行宮腔操作，如刮宮、負壓吸宮；還可以採取先進的宮腔鏡進行子宮腔內的直接觀察、取樣和治療性手術。

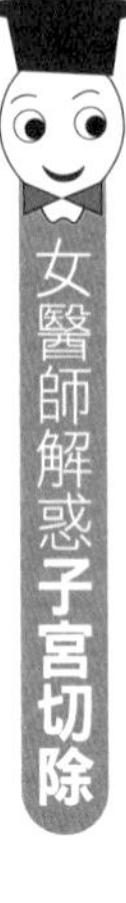

經陰道可以行宮頸環狀、楔形切除術和子宮切除手術。宮頸環狀切除和楔形切除屬於保留生育功能手術，適合年輕的宮頸病變患者。陰式子宮切除屬於微創手術，與切開腹壁的手術方式相比，損傷小、出血少、疼痛輕、對腹腔臟器功能影響小。

輸卵管

輸卵管是一對非常柔軟、纖細的管道，長約8~14公分，輸卵管在人類的受精和妊娠上起著至關重要的作用。

輸卵管末端開口向腹腔，稱為輸卵管傘，形態好像海葵，有幾十個張開的「手指」，它們能準確地捕捉到卵巢每月排出的一枚卵子。設想一下，卵子的直徑是0.1公釐，它能被輸卵管傘準確地「拾揀」，送進管腔，這是多麼神奇的功能。

受精的過程

輸卵管壺腹部距離傘端最近，是精子卵子相會的地方。男性每次射精後，能夠到達輸卵管壺腹部的精子約為200個，在壺腹部與卵子相遇，完成受精。

輸卵管峽部是輸卵管管腔最狹窄的地方，它能通過平滑肌收縮，調節內徑的尺度。在排卵後，管腔會收縮，收縮到一個精確的直徑範圍，讓卵子無法通過，但是比卵子小得多的精子，卻可以暢游過去，這個生理功能被稱為「輸卵管封閉」。這一生理行為讓卵子停留達30小時，延長了精子與卵子相會的時間範圍，使受精的機會大大增加。完成

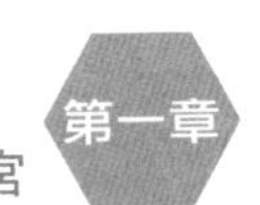

受精後，峽部的管腔又會擴大，讓受精卵一面分裂，一面向宮腔游動，通過管腔，進入子宮。

人類生殖過程中進化出的一些生理功能是非常神奇的，這些功能讓人類能夠控制單胎妊娠，妊娠期長達280天，足夠孕育出發達的大腦，成為萬物之靈。

受精就是懷孕嗎？

不是的，至少20%受精卵不能發育成胚胎。

胚泡的發育和輸送

在輸卵管內，受精卵靠輸卵管的蠕動和輸卵管內膜纖毛的擺動，向子宮腔游動，這段生命最初的旅行，雖然只有不到10公分的距離，卻要走行6天。受精卵一邊被送向子宮，一邊進行分裂，到達子宮腔的時候，它已經是一個細胞團，形狀像一顆小桑葚，因此又稱為「桑葚胚」。

小桑葚並不是每個都能在子宮內膜紮根的。一部分從宮腔脫落，一部分無法進入子宮內膜，或因子宮內膜不夠肥沃就枯萎掉了。能夠進入子宮內膜紮根，並且開始吸收營養的過程稱為「著床」，又需要6天。

在受精到著床完畢的12天裡，如果中途終止，稱為「生化妊娠流產」。這期間可能有血、尿妊娠實驗值增高，顯示出早期懷孕的生化指標，但是這種流產沒有腹痛，也沒有異常於月經的流血，也是無法治療或干預的，大部分情況下是無聲無息地開始和結束。

說到輸卵管，講一句題外話：就是因為輸卵管柔軟、纖細、血供豐富，因此這個器官最易受到細菌和炎症的侵襲，發生輸卵管粘連、傘端閉鎖、積水，而失去它的生理功能，導致不孕和慢性盆腔疼痛。破壞婦女生殖系統健康常見的方式就是人工流產（包括負壓吸宮和藥物流產）。因此，愛護生殖功能，若未有懷孕需求，從第一次性生活就要開始避孕。

卵巢

卵巢當之無愧是婦女最重要的生殖器官——雖然它們體積很小。

卵巢僅有大拇指末節大小，重5克，白色，橢圓形，因為不斷地產生卵泡和排卵，而造成表面凸凹不平。

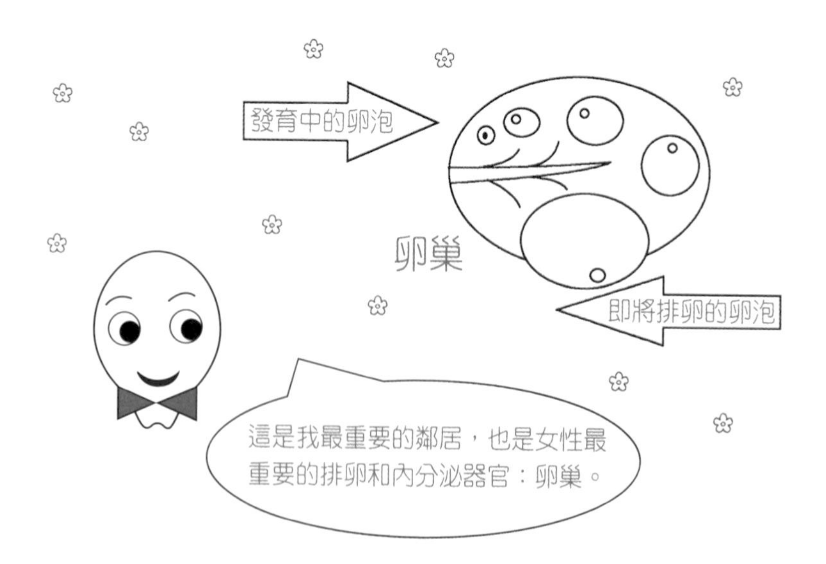

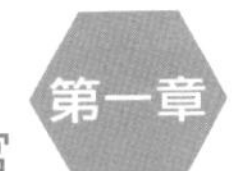

卵泡發育與排卵

女嬰出生時，卵巢裡擁有能發育成卵子的始基卵泡，約有200萬個，它們不停地閉鎖和退化，只有一部分留下來。在青春期，卵巢內仍有30萬個始基卵泡，它們也不能全部幸運地發育成卵子，更不要說能夠有機會受精，而發育成一個新個體了。正常婦女每月有3~11枚卵泡受卵泡刺激素（FSH）的影響而發育，經過募集和選擇，只有一個優勢卵泡發育成熟，排出一枚卵子。

卵泡在卵巢中不斷退化和閉鎖，到了婦女40歲，卵巢裡剩餘的卵泡只有8000個左右，因此婦女不要為了事業和自由，就過度推遲懷孕生子的年齡。

卵子是人體最大的細胞，直徑0.1公釐，人可能用肉眼看到的唯一細胞就是卵細胞。卵子與普通細胞不同，外面一層放射冠，下面是一層透明帶（非常漂亮，像一個小太陽），裡面包繞著豐富的營養物質。受精卵早期分裂是局限在透明帶內的，直到受精後第6天，透明帶溶解之前，都是卵細胞的胞質物質為早期受精卵分裂提供營養和能量。

女性一生只有400~500個成熟卵子排出，其他卵泡都在發育到一定階段後閉鎖。更不要說精子，男性每次射精都有2000萬~1億個精子進入女性陰道。因此，每一個人來到世上，都已經經過了激烈的競爭。

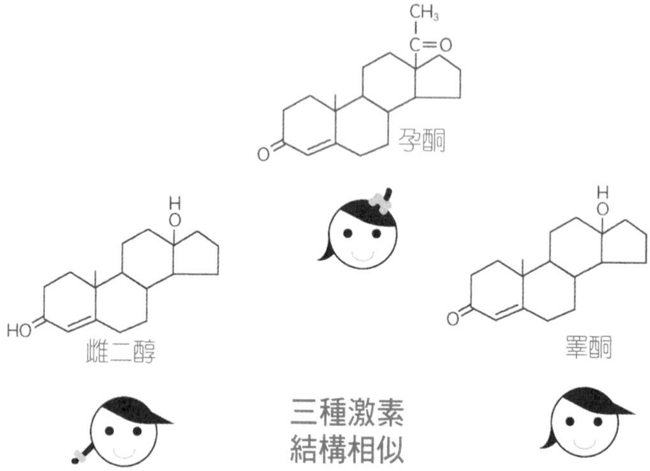

卵巢分泌的雌、孕激素

有人形象地把雌激素和孕激素比喻為一對姐妹，因為她們都產生於卵巢，前體同為「硫酸脫氫表雄酮」，結構相似，都是「環戊烷多氫菲」，她們都屬於甾體激素，俗名：類固醇。她們在大多數情況下，作用於相同的靶器官，她們的功能在多數時候相互協作，少數時候相互拮抗。雌激素是女性魅力的來源，孕激素則是女性生殖和生命的保護者。

類固醇，這是個熟悉的名字，奧運會上宣佈取消某運動員的獎牌，檢測出的違禁藥物不就是類固醇嗎？是啊，跟生活中的一些新聞軼事聯繫起來就好理解多了。奧運會的違禁藥物也是「類固醇」，不過，它是雄激素。雄激素能強壯人體的肌肉，增加爆發力、持久力和其他運動能力，因此，它是運動比賽的違禁藥物。雄激素、雌激素和孕激素都是甾體激素，它們的結構都非常類似，只有一兩個取代基的差別，而各自有特定的生理功能。

雌激素和孕激素是最重要的兩種女性性激素，在人體廣泛地發揮著多項生理功能，參與人體內多項生化活動。

雌激素和孕激素的另一個重要特點是：它們不同於其他激素，在不同的生理時期，它們的分泌量是不恆定的，而且有大幅度的變化。通過週期性精細調節體內的血液激素水準，完成月經週期、妊娠、生育，這些神奇複雜又巧妙的生理過程。每個月經週期，雌激素出現兩次高峰、兩次下降，孕激素則出現一次長時間低平、一次高峰、一次下降。

雌激素的生理功能主要是：1.使女性的第二性徵出現和維持，即乳房、皮膚、聲音、體態等具有女性特點；2.刺激子宮內膜增生；3.保護骨骼，防止骨質疏鬆和減少低密度脂蛋白，預防心血管疾病。另外，雌激素還有預防女性腦萎縮的作用，因此雌激素是女性魅力的來源。

不過，雌激素並不是越多越好，它已經明確與子宮肌瘤、子宮內膜異位症、子宮內膜癌、乳腺癌的發病密切相關。因此，一些美容、豐胸化妝品，口服美容膠囊、口服液，推遲停經期的保健品，裡面很可能會含有外源性雌激素，不要輕易服用這類物品，即使它們宣傳為「純天然成分」，除非有權威機構認證，該產品不含任何雌激素。如果不含雌激素，它們的美容效果不會很快、很明顯；如果含有雌激素，長期服用，則會導致激素依賴性腫瘤。

孕激素的生理功能

孕激素的生理作用主要表現在對受孕的幫助和對妊娠的維持上。

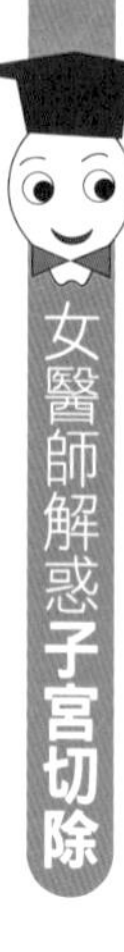

孕激素在月經後半期，即排卵後才進入血中，讓增生期的子宮內膜進一步轉化為分泌期，腺體增加，利於受精卵著床。在整個妊娠期間，讓子宮柔軟，子宮平滑肌穩定，對外界刺激不敏感，避免子宮收縮，讓胎兒生長在一個安全穩定的環境裡。

孕激素不僅對人類的繁殖意義重大，它還能保護婦女免受多種腫瘤的侵襲。孕激素能夠治療子宮內膜癌、乳腺癌、子宮內膜異位症。長期無排卵的患者缺乏孕激素，在單一雌激素的刺激下，子宮內膜、乳腺都會過度生長，直至部分發生惡變。孕激素就能拮抗這種增生，讓過度增生的細胞成熟、凋亡。

現在，人們將雌、孕激素類似物製成藥物，廣泛用於治療婦女內分泌疾病、腫瘤性疾病，也是避孕藥和婦女更年期激素替代藥的組分。

下丘腦-垂體-卵巢-子宮軸

雌、孕激素是由卵巢分泌，但是女性生殖內分泌的最高司令部在下丘腦。

下丘腦脈衝式分泌促性腺激素刺激激素（GnRH），來促進垂體分泌兩種激素，而且還通過脈衝的頻率來調節兩種垂體促性腺素之間的比值。現在，人們已經研究出GnRH的促進劑和抑制劑，並且應用於臨床，治療子宮肌瘤、子宮內膜異位症，效果顯著。不過，由於研發成本高，上市不久，這類藥物目前價格很貴。

垂體最初被稱為「生物鐘」，這個名稱非常形象，垂體參與調控人類生理週期。在婦科內分泌系統，垂體接收GnRH的指令後，分泌出卵泡刺激素（FSH）和黃體生成素（LH），這兩種激素作用到卵巢，刺激卵泡發育和排卵，決定雌、孕激素的血液激素水準、持續時間、高峰和撤退。

這三種激素比較難於記憶。

GnRH，現在人們把它的類似物製成一種藥，治療雌激素依賴腫瘤，價格很貴，但是非常有效，又稱為「藥物性卵巢切割」，後面幾種疾病的治療都要提到。

FSH，人們通過檢測這種激素，來判斷40歲以前就停經的婦女，究竟是一過性卵巢功能障礙，還是真正的卵巢早衰。它還可以製成促排卵藥。

LH，藥用價值不突出，但是大家熟悉的「排卵試紙」，就是利用測定尿中LH來預測排卵，指導受孕。

這樣就好記多了。

雌、孕激素對下丘腦的促性腺激素釋放又有回饋作用。下丘腦和垂體上都有雌、孕激素的感受器。

下丘腦是婦女內分泌系統的中樞，臨床上可見腦癱或腦炎後遺症的少女，會發生難以控制的功能失調性子宮出血，原因就是大腦缺血缺氧，發生不可逆的損傷，累及了下丘腦。在中樞神經水準破壞了女性內分泌系統，即使有發育正常的子宮和卵巢，也不可能有正常的月經。

垂體是婦女內分泌系統重要的中繼站和調控中心。垂體缺血性梗死被稱作「席漢綜合症」，是失血性休克的後遺症，患者表現為閉經，第二性徵退化——生殖器官和乳房萎縮，性欲減退，淡漠，畏寒，疲乏無力。

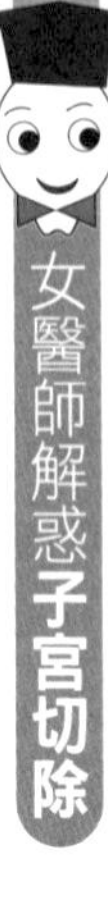

卵巢發育不良者，體內檢測不到雌激素或雌激素過低的患者，身材矮小，沒有女性特徵和月經，往往合併智力低下，可見雌激素對女性發育有至關重要的作用。

子宮

最後說到子宮，本書主要圍繞著子宮這個器官而展開。

你想像中的子宮有多大？估計很多人把它想像得比實際的大。

育齡期的婦女，未孕的子宮只有一個雞蛋那麼大，幼女和老年婦女的子宮還要更小。

子宮的形狀像一個倒著的梨，上寬下窄，縱徑7~8公分，橫徑4~5公分，矢狀徑3~4公分。

子宮是一個空腔器官，由外至內分為三層：最外層是一層薄薄的光滑的漿膜，漿膜下是0.8公分厚的平滑肌，內層是內膜層。

為什麼漿膜層和肌層都說了它們的厚度，內膜層的厚度呢？內膜的厚度是週期性不斷變化的，根據超音波測量，月經剛結束的時候，內膜1~2公釐，月經前的內膜能達到1公分以上。

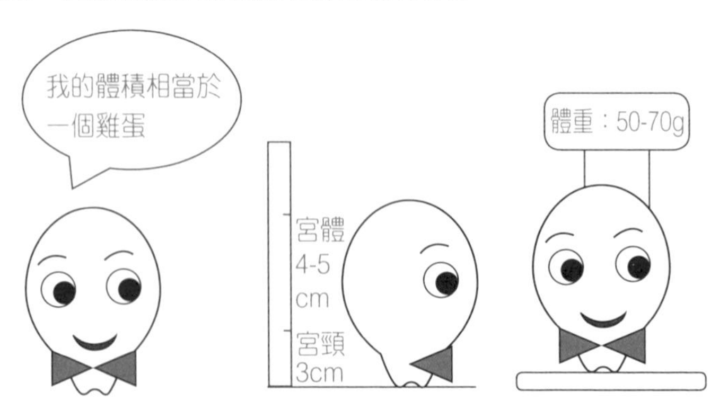

子宮平滑肌肌組織的延展性和彈性，是人體內絕無僅有的，肌纖維呈外縱、中斜、內環分佈。這樣交叉縱橫的平滑肌，收縮起來能夠有效地壓迫血管而止血。設想一下子宮的平滑肌在妊娠足月比未孕期間伸長5倍，又在生產後42天恢復未孕時的大小。

子宮腔呈倒三角形，容積只有5毫升。內膜分為與肌層緊密連接的基底層和向宮腔生長的功能層。功能層每月增生、分泌、脫落，內膜碎片混合著血液，形成月經。

打一個通俗的比喻：子宮比作一個陶瓷花盆，外表光滑的釉質就是漿膜，陶土燒制的花盆壁作為容器是肌層，裡面的土壤是內膜。種子（胚胎）就是種植在土壤裡面生根發芽的。

子宮韌帶與鄰近臟器

子宮周圍有四對韌帶，把它固定在盆腔正中央的位置。它們是兩宮角連接的圓韌帶、兩側漿膜組成的闊韌帶、闊韌帶下緣增厚成為主韌帶、固定宮頸的骶韌帶。在圓韌帶和骶韌帶的牽拉下，正常的子宮是前傾前屈位。子宮切除手術要全部或部分切斷這四對韌帶。

如果四對韌帶鬆弛，子宮會從正常的解剖位置下移，脫落到陰道裡，嚴重者子宮脫出陰道口，受到衣物和雙腿的摩擦。子宮脫垂往往會造成膀胱、尿道和直腸也隨之凸向陰道，成為陰道前、後壁膨出。

子宮鄰近的臟器，前面是膀胱和尿道，後面是直腸，三者在真骨盆狹小的範圍內相鄰，凸向子宮前後壁的肌瘤或腺肌瘤，很容易壓迫膀胱和直腸，影響到患者的大小便。輸尿管從兩個腎盂發出，經過陰道穹

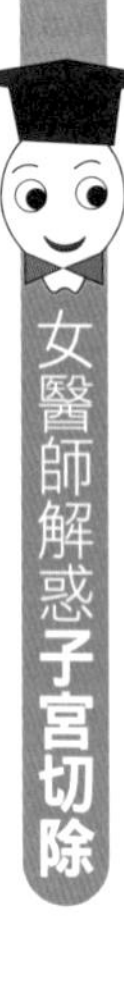

窿上方進入膀胱，而且輸尿管非常纖細、柔軟、敏感，易受傷，子宮切除術最常見也是嚴重的併發症就是輸尿管的損傷。

子宮附件

輸卵管和卵巢被稱為「子宮附件」，常用於疾病和術式的表達中。例如「附件炎」、「附件膿腫」、「全子宮及右側附件切除術」、「經陰道全子宮雙附件切除術」。

輸卵管是一個肌性空腔臟器，跟子宮在解剖位置上和生理功能上都聯繫緊密，如果子宮切除後，輸卵管就沒有任何生理功能了。所以說，輸卵管是子宮的附件，這個比喻是恰當的。

但是對於卵巢，如果說它們是子宮附件，只能是從體積上來說，它們跟子宮比起來比較小，帶蒂，手術切除簡單，因此也被稱為子宮附件。

事實上，如果一定要比較的話，卵巢對女性的重要性大於子宮。卵巢的排卵功能，和子宮容納胎兒成長發育，在生殖功能上同樣重要（有了試管嬰兒後，輸卵管已經不再是必要條件）。但是卵巢還是女性的內分泌器官，卵巢分泌雌、孕激素的生理作用，維持女性的生理特徵，前面已經詳述，不再重複。

第一章

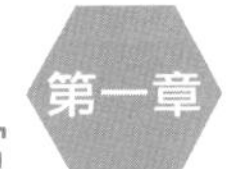

週期變化的子宮內膜——月經是怎樣形成的？

有一位辛勤的農民，經營著一塊小菜園，她的名字叫雌激素。她每天往園裡撒一層土，土地一天天增厚。兩個星期以後，又來了一位農民，她的名字叫孕激素，她幫助雌激素一起整理土地，她比較聰明，不僅把土地墊高，而且疏鬆土壤，灑水讓土地濕潤，又撒上肥料讓土地肥沃。這樣下來，土地變得特別適於種植。但是，兩個農民合作了兩周，還是沒有種子到來，她們非常失望，不再幹活了。這時候來了一輛推土機，把這塊土地鏟平，肥沃的土壤都倒掉。

下個月，雌激素又開始從頭做起，因此，每個月的土壤都是新鮮的……

種地前要鬆土灑水，
子宮在接受囊胚之前，
也要增生分泌物。

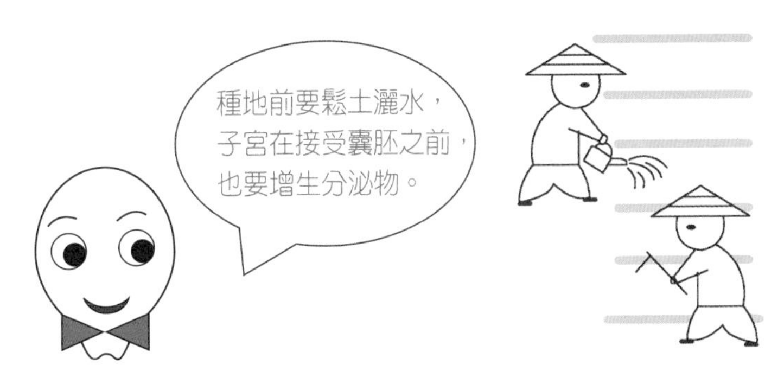

從初潮起，到停經，中間30餘年，女人都與這個每月來拜訪一次的老朋友相伴——月經。

說起月經週期，首先要知道排卵週期。

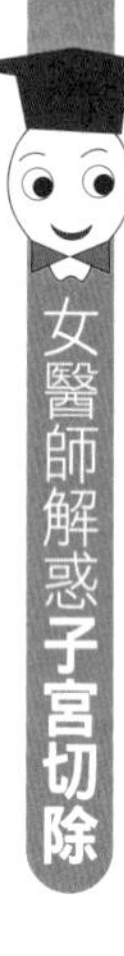

為什麼正常的月經是每月一次？因為人類每月排出一顆成熟的卵子。

那麼，月經來潮就是排卵嗎？恰恰不是，排卵發生在兩次月經中間。

事情的發生是這樣的：月經來潮第一天，我們把它定義為月經第一天。子宮內膜脫落，內膜下的血管暴露，產生出血。子宮內膜碎片伴隨著血液，從陰道流出來。

這時候，卵巢已經開始下一批卵泡的發育，卵泡膜產生越來越多的雌激素，在雌激素的作用下，子宮內膜開始增生。眾多卵泡互相展開競爭，其中的一個脫穎而出，其他卵泡偃旗息鼓，最大的卵泡一枝獨秀，發育到了排卵前的接近2公分大小。這段時間稱為增生期或卵泡期。

到了月經週期的第14天，這個最大的卵泡裡面的卵子，已經成熟到適合受精的情況。卵泡發生破裂，卵泡液流出來，卵子隨著卵泡液流出（往往還有幾毫升的腹腔內出血，讓排卵的婦女略微覺得肛門刺痛）。

自然情況下，很少有一個以上卵子勢均力敵，那樣會同時排出多個卵子，一般情況下是兩個，如果受孕則形成異卵多胎。在人工促排卵治療的情況下，卵巢大多會同時排出多個卵子。

排卵後，卵泡壁的顆粒細胞和卵泡膜細胞「塌陷」進入卵泡腔內，呈黃色團塊，稱為黃體。卵巢在繼續分泌雌激素的同時，孕激素開始進入血液。

子宮內膜在增生的基礎上，進一步成熟，腺體、血管豐富，變得肥沃，以便迎接受精卵的著床。

如果卵子受精並著床，黃體繼續分泌孕激素維持妊娠到12周胎盤功能建立。如果沒有受精，卵子被消化吸收，黃體開始萎縮，雌、孕激素均下降，肥厚的子宮內膜無法支撐，發生脫落出血，就開始了下一個月經週期。

值得一提的是，人的月經週期不同，是因為卵泡發育期（排卵前）的長短不同，而黃體期（排卵後）相對固定，平均為14天。因此，月經週期規律為40天的人，其排卵日是月經來潮前的第14天，也就是月經週期的第26天。

因此，想知道自己的排卵日，就要歸納自己近6個月的月經週期，得到平均數，排卵日——最易受孕的日子，就在下次月經要到來的前14天。

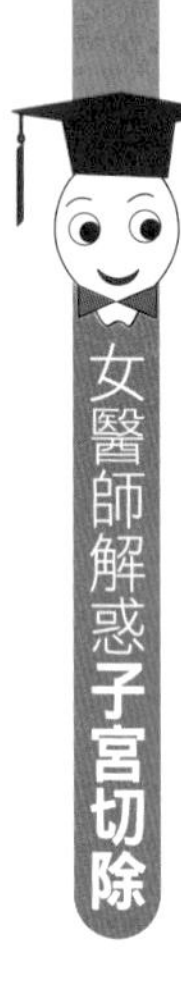

孕育新生命——妊娠期間子宮發生了什麼變化？

受精卵在輸卵管內，一邊游動，一邊分裂為胚泡，這個過程大約6天，胚泡進入子宮腔。

進入子宮腔的胚泡，貼附於子宮內膜，伸出許多絨毛，與子宮內膜的絨毛互相交叉，緊密黏附。然後胚泡的滋養細胞不斷溶解子宮內膜細胞、血管、間隙，開始從母體獲得營養成分，滋養細胞逐漸發育成胎盤。

胎兒及胎兒附屬物

從一個細胞如何發育成一個新個體，這個過程令無數科學家和科學愛好者著迷，而且人們堅信，通過對胚胎早期發育的研究，會對人類生命起源等一些未解之謎提供線索。

如前所述，受精後第1周，受精卵一面分裂成胚泡，一面完成從輸卵管到子宮的旅程，開始著床。

受精後第2周，胚泡一邊植入，一邊形成一個雙層小圓盤，同時形成羊膜腔，小圓盤在胚泡液體裡發育。

受精後第3周，形成三個胚層的胚盤，神經板、神經褶、體節出現。這個時候的胚胎完全不像一個人，而像一個三明治。

受精後第4周，三明治卷起來，形成胚體，神經管形成，眼、鼻、

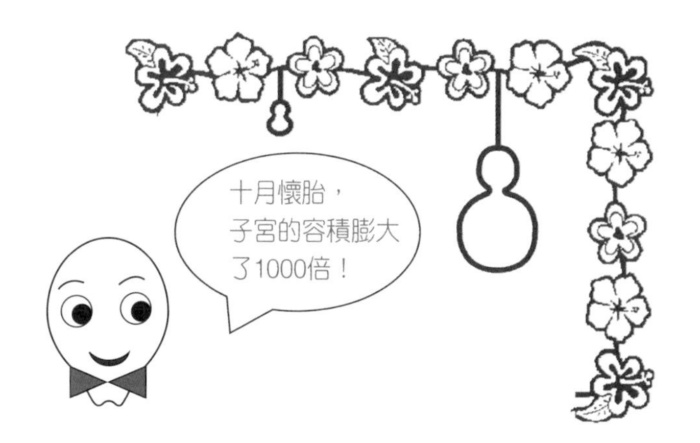

耳出現，臍帶與胎盤形成。這個時候，略具人形，但是面目像怪獸。

受精後第5~8周，陸續出現四肢、手腳，視網膜、顏面形成，尿生殖膜於肛膜開口。這時候已經初具規模，是個小小人了。

受精8周後，胚胎重大器官全部分化完成。

自第9周之後至胎兒出生，稱為胎兒期，胎兒逐漸長大，臟器逐漸完善，出現胎動、呼吸運動（無效的）、吞嚥、排尿，妊娠晚期著重發育骨骼、肌肉、脂肪，對刺激產生反應，直至成熟。

致畸敏感期

藥物和其他致畸因素對胎兒是否有影響，以及影響的方式和程度與服藥時的胎齡密切相關。

受精後2周內，藥物對胚胎的影響是「全」或「無」，也就是受藥物影響後胎兒或死亡或沒有任何影響。

致畸的敏感時期是受精後第3~8周。藥物的致畸作用主要與藥物性質、用藥時胚胎發育階段、胎兒遺傳素質對藥物的敏感性以及藥物劑量

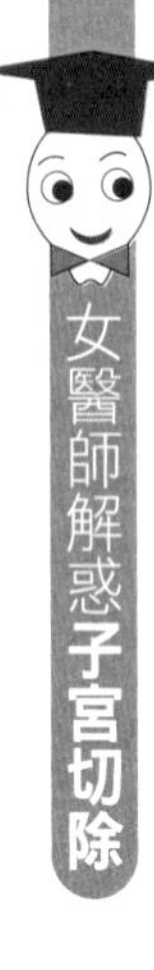

的大小和用藥時間的長短有關。胚胎受損最敏感的時間是器官正處於高度分化、發育、形成階段。畸形的類別與胎兒接觸藥物時器官的發育階段有明顯關係，如第3~4周發生缺肢畸形、心異位、臍膨出；5~6周發生四肢短小、顏面裂、唇齶裂、白內障、神經管畸形；7~8周發生先天性心臟病。

受精後第9周至足月，神經系統、生殖系統和牙齒仍在繼續分化，藥物對胎兒的不良作用不再是致畸，而是毒性反應，產生發育遲緩、低體重兒或功能異常。

因此，致畸敏感期只是很狹窄的一個時間範圍，超過這個範圍即使是惡名昭著的致畸藥物也不會導致胎兒重大畸形。因此，早孕期間要格外注意不要接受放射線，不要服用孕期禁用藥物，還有很重要的，不要泡熱水澡和洗三溫暖，母體體溫升高也是常見的致畸因素。

胎兒附屬物

胎膜和羊水，為胎兒提供適宜生長的環境，溫度恆定，緩衝壓力，防止粘連。同時，胎兒一面吞嚥羊水，一面在羊水池中排尿，維持體液平衡。

胎盤，是介於母體和胎兒之間，完成母體與胎兒物質交換和營養代謝的重要器官。胎兒存活並生長發育所需要的氧氣、營養物質，都由胎盤源源不斷地運送過來，胎兒產生的二氧化碳、代謝廢物又源源不斷地通過胎盤送入母體。胎盤相當於胎兒的消化吸收器官、呼吸器官、泌尿器官三大維繫生命的器官。

臍帶是連接胚胎臍部和胎盤之間的條索狀結構，平均長55公分。

內有兩條臍動脈和一條臍靜脈，是胚胎和母體物質交換的重要通道。臍帶受壓、臍帶纏繞、臍帶扭轉都是嚴重威脅胎兒生命的情況，而且很難預測，除非立刻終止妊娠，否則無法干預。

妊娠期子宮

子宮在妊娠期間逐漸增大、變軟，變得不敏感。

非孕期子宮重量為50克，孕足月時達到1000克，重量增加20倍；體積增加200~300倍，容積增加1000倍。子宮肌細胞伸長、變粗，間隙結締組織增生。子宮由未孕時期倒置的梨形，逐漸膨脹，變為橢圓形。宮底不斷上升，從未孕在盆腔內無法經腹壁觸及，到妊娠足月，子宮底達到胸骨下劍突的水準。

大量血液流向子宮，灌注胎盤，供應胎兒生長發育需要。子宮動脈和卵巢動脈的血流量隨著子宮增大而不斷增加，妊娠足月時，胎盤血管間隙的血流量能達到500毫升/分鐘，可以設想，如果產科出現意外，短時間內就能流出婦女全身血液。

因此，跟妊娠相關的子宮出血是非常可怕的，不僅產後出血、妊娠晚期出血能導致婦女失血性休克、死亡。小月份的人工流產，鉗刮導致大量失血，子宮切除或孕婦死亡的例子也屢見不鮮。

全世界每十分鐘就有一名婦女死於妊娠相關的疾病，而WHO提出，90%的妊娠相關死亡是可以避免的。後面要講到，子宮切除術如何能挽救與妊娠和分娩相關大出血的婦女。

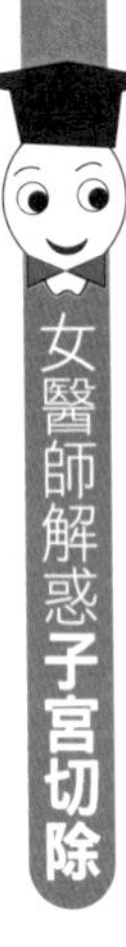

為寶寶的誕生努力——分娩期的子宮

十月懷胎，一朝分娩。瓜熟蒂落。這些常用俗語，都是用來形容女性在妊娠足月後，會發動分娩來娩出新生兒，終止妊娠。

但是，即使在今天，人們還是沒有徹底弄清楚分娩的動因究竟是什麼。提出了孕激素撤退假說、宮腔壓力假說、宮頸成熟假說、免疫原性假說，但是都不能完美地解釋分娩動因。

因為原因不明，所以不知道為什麼有些女性不足37足周就會臨產，而另一些已經超過42周還是沒有動靜。人為定義的預產期是妊娠40周，而恰好在這一天出生的孩子只占5%。

人類胎兒分娩的最大難題就是，胎兒碩大的頭顱要經過相對狹窄的產道。而其他胎生動物，都沒有人類這麼高的難產率，也不需要如此多的剖腹產。

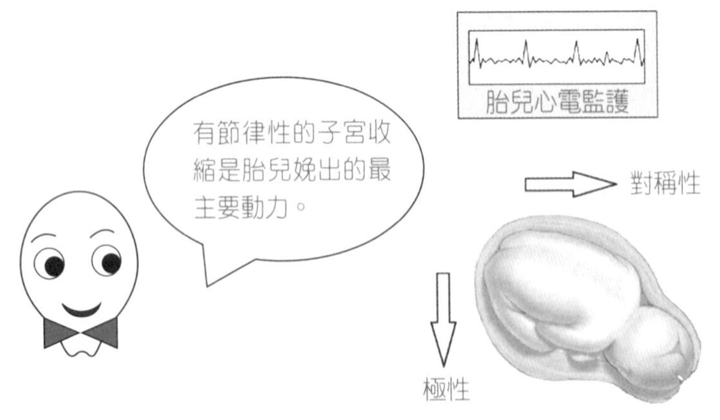

子宮收縮是分娩的原動力，分娩期的子宮收縮有三大特點：節律性、對稱性、極性，缺一不可。

●**節律性**：一次子宮收縮是這樣的「加強期-極期-減弱期-間歇期」。因為產程要持續很長時間，初產婦平均13小時。子宮收縮期子宮和胎盤血供減少；間歇期肌肉鬆弛，讓胎盤血液恢復充盈。

●**對稱性和極性**：子宮收縮起於兩側宮角，向下擴散，子宮底收縮力大於宮體，宮體大於下段，使壓力向下，促使胎兒下降和宮口開放。

從子宮規律收縮，伴隨宮口開大，直到排出胎兒及其附屬物，稱為總產程。總產程又分為三個階段。

第一產程：從規律宮縮到子宮口開全，初產婦需要11~12小時，經產婦6~8小時。

第二產程：從宮口開全到胎兒娩出，初產婦平均50分鐘，經產婦30分鐘。

第三產程：從胎兒娩出到胎盤娩出，一般5~15分鐘，不超過30分鐘。

產後2小時被稱為第四產程，是發生產後出血的最高危階段。因此，產後2小時應在產房嚴密觀察，常規觀察血壓、脈搏、膀胱、陰道出血量、會陰傷口、肛門有無墜脹感。至少每15分鐘按壓一次宮底，必要時戴消毒手套清理子宮下段積血，保證子宮排血通暢。

生理性縫紮

一位23歲的年輕產婦，在家人的陪同下來到某鄉醫院待產，孕期一切檢查都正常，自然臨產，產程也很順利。16個小時的腹痛後，產婦順

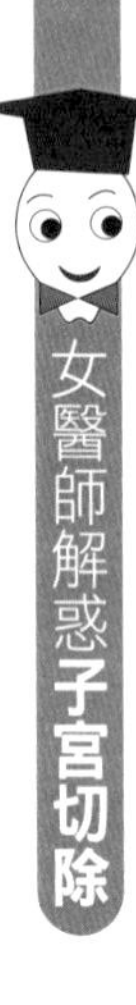

利生下4公斤重的胖小子，母子平安，所有人都沉浸在新生命到來的喜悅中。家人為醫護人員送來了水果和紅雞蛋。30分鐘後，醫護人員正在吃水果和雞蛋的時候，家人忽然來報告說，產婦煩躁不安、渾身發冷、噁心。醫生來到床前，發現子宮底從產後的臍水準升高到臍上三指。按壓子宮，大量血及血塊湧出。鄉醫院沒有輸血和子宮切除條件，緊急吊點滴，按摩子宮同時轉往城裡的醫院，但是途中產婦死亡。

胎盤直徑20公分，胎盤娩出後，胎盤下面大量血管暴露。前面講過，妊娠足月期間，胎盤的灌注量是每分鐘500毫升血液，如果沒有強有力的止血措施，短時間內可以流失人體全部血液。這個強有力的措施就是子宮肌纖維的收縮壓迫。

子宮肌纖維呈外縱-中斜-內環的交織分佈，全面收縮，能從各個方向擠壓血管，這個過程叫做「生理性縫紮」。這是人類長期進化而來的生理性保護過程。

生理性縫紮即子宮平滑肌收縮壓迫血管，達到產後止血的目的；在後面的產科子宮切除手術中要提到，所有妨礙生理性縫紮的因素都可能導致產後子宮的胎盤剝離面出血不止。常見為子宮收縮乏力、子宮卒中（血液浸入肌纖維）、低置胎盤、胎盤植入等。

工作30多年，該退休了——圍停經期和激素替代療法

植物，到了一定季節就不再開花結籽了，雖然植株還在。果樹，到了一定年限也不再結果子了。人也是一樣，生育年齡只占人生的一部分。隨著人類壽命不斷延長，婦女的人生有1/3要在停經期後度過。

趙女士今年50歲，穿著考究，容貌還很端莊漂亮，事業穩定，生活條件很好，孩子也很優秀，家人身體都很健康，她本人每年參加體檢，都沒有異常，但是她卻走進了婦科內分泌門診。

面對婦科內分泌專家，她說出了自己的不適：

——月經已經近6個月沒來，上兩次相隔都是3個月。

——不時出現身體發熱，尤其面頰。手心、腳心、後背陣發性出汗，有時候心跳加快。

——沒有性欲，偶爾行房覺得乾澀疼痛。

——經常心煩，控制不住情緒，對同事和家人發火，然後又非常後悔，感覺自己性格變了。

——經常覺得悲觀，什麼都不想做，認為自己一生很失敗，沒什麼希望。

說到這裡，她流下了眼淚，不停地擦拭，並且說道，「醫生，我覺得我活著沒用，經常想死了算了。」

面對這位患者，醫生耐心地傾聽她的述說。然後對她進行了全面的體檢，開具輔助檢查化驗單，包括乳腺、婦科超音波、血液常規、凝血

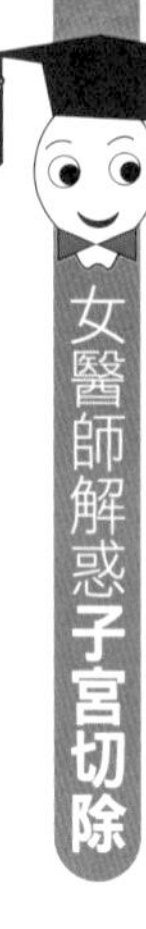

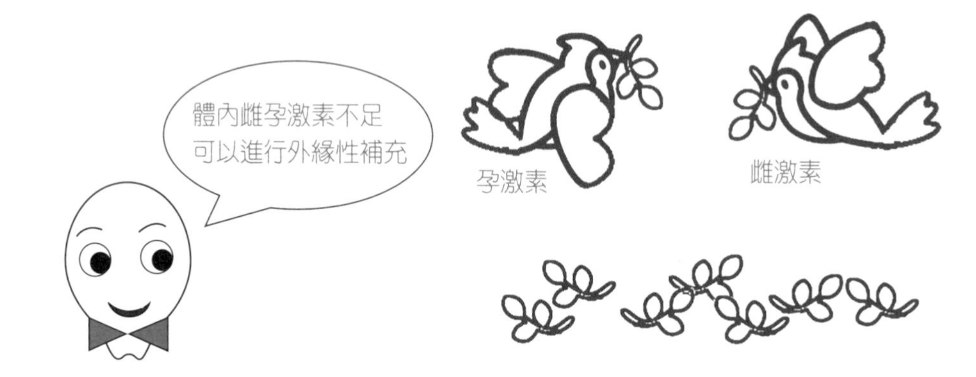

功能、肝腎功能、血糖、血脂、婦科六項激素檢查、宮頸抹片和骨密度測量。

患者身體無器質性病變，皮膚生殖器符合圍停經期改變（更年期是停經前期、停經期和停經後期的總和，稱為「圍停經期」）。血液生化指標正常，激素測定顯示，雌、孕激素處於停經期水準，促性腺激素升高。骨密度檢測，已有骨量低下，尚未達到骨質疏鬆診斷標準。可以診斷為「圍停經期綜合症」。

醫生為患者開具了雌孕激素合劑、鈣與維生素D合劑、神經營養藥物、抗焦慮鎮靜的藥物。同時進行簡單的心理輔導，並叮囑患者嚴格定期回診，有陰道出血或其他不適隨時來院。

圍停經期綜合症指以內分泌改變引起的自主神經紊亂為主，伴有神經心理症狀的綜合症，過去稱為「更年期綜合症」。

從婦女40歲以後出現與停經有關的內分泌、生物學和臨床特徵起，到停經後1年，這個範圍稱作圍停經期。這個階段，卵巢功能急劇下降，不再排卵，對促性腺激素不敏感，體內雌、孕激素水準下降到低水準。當雌激素減少到不能刺激子宮內膜時，月經即停止來潮，第二性徵逐漸退化，生殖器官慢慢萎縮，其他與雌激素代謝有關的組織同樣出現萎縮現象。內分泌激素的一系列變化，同時影響血脂水準，體內膠原水分丟失，精神心理變化。

圍停經期綜合症的幾大症狀分別是：血管舒縮症狀如潮熱、出汗；精神和神經症狀如易怒、憂鬱、失眠；泌尿生殖道症狀即生殖器官萎縮、性欲減低；皮膚、骨骼和肌肉症狀表現為皮膚鬆弛，骨關節疼痛；心血管系統症狀如心慌、頭暈；腦萎縮症狀如健忘、記憶力下降。

但並不是所有婦女在圍停經期都會出現全部上述症狀，也並不是所有出現症狀的婦女都來醫院尋求治療，大部分婦女是採取默認和忍受來度過這個階段。

激素替代療法

關於激素替代治療的爭論持續了百年，至今仍未結束。

最初，人們認識到，雌激素下降是導致婦女圍停經期一系列變化的基礎。採用外源性雌激素替代，迅速緩解圍停經期的各種症狀，延緩衰老的效果讓人們欣喜若狂。但是接下來的大規模前瞻性對比試驗發現，當時的激素替代治療組婦女在罹患心血管病、乳腺癌、子宮內膜癌的風險明顯高出作為對照組中未採取替代治療的婦女。這是激素替代治療的重大挫折，以至於當時一些正在進行的前瞻試驗都提前終止。由此，很多學者提出，停經期是正常生理衰退，不需要像對待疾病一樣服藥或治療。

後來經過更詳細的研究，人們逐漸發現，癌症的發生跟接受激素的患者年齡有關，60歲以下的婦女並不增加罹癌的風險。也與接受藥物時間有關，5年之內安全，超過5年則乳癌發生率增加。而且單純接

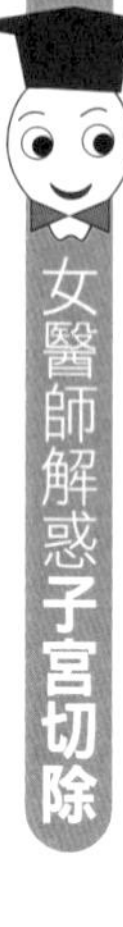

受雌激素者容易罹患激素依賴性腫瘤，而應用孕激素則大大降低腫瘤發生率。同時應用鈣劑、維生素D、心血管藥物、抗焦慮藥物，可以達到緩解症狀，同時激素用量最小。應用合理的激素替代藥物配方，對患者進行評估和監控，可以讓患者既得到激素替代的良好效果，又將癌症的風險降到最低。

目前，應用前風險評估，醫生監護下個體化、低劑量、有時限、合理用藥，已經在很多研究中得到良好的效果。可以安全迅速地緩解圍停經期綜合症，改善睡眠和情緒，預防心血管疾病，預防骨質疏鬆帶來的駝背和骨折，預防老年癡呆症。進一步說，更全面的圍停經期保健，是綜合社會-心理-生理醫學模式。包括：摒棄不良生活習慣、科學飲食營養、合理運動鍛煉、心理諮詢輔導、定期健康檢查、合理用藥，以及全社會尊重和關心。

圍停經期和激素替代療法，與子宮切除手術關係密切，在後面會講到。大部分子宮切除手術在婦女40~55歲實施，正處於圍停經期階段。

由於婦女在50歲以後，基本不再具有生育功能，對於子宮切除手術對終結生育能力的顧慮減輕，因此手術原則轉為徹底清除病灶，防止癌變和復發。

不論是自然停經，還是全子宮雙附件切除後醫療性停經，現在我國對於更年期激素替代治療重視還不夠。國外接受激素替代治療的婦女達到70%，我國僅為10%，因此，我國老年婦女常見駝背、牙齒缺損、皮膚老化、動脈硬化，健康指數和生活品質與發達國家老年婦女有差距。

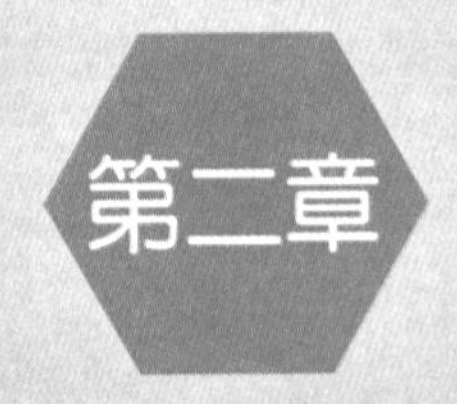

認識子宮切除手術

任何醫生為患者實施子宮切除手術，都是為了治療或預防比較嚴重的疾病。先要瞭解哪些是生殖系統常見的症狀，然後要知道子宮切除手術的選擇與年齡的密切關係；接著為您揭開手術和麻醉的神秘面紗；最後是每個人都渴望知道的微創手術和能替代子宮切除的保守治療。

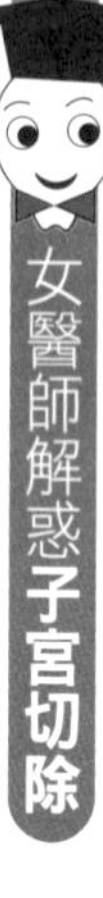

我的手術前後——一位接受了子宮切除術的婦產科醫生訪談

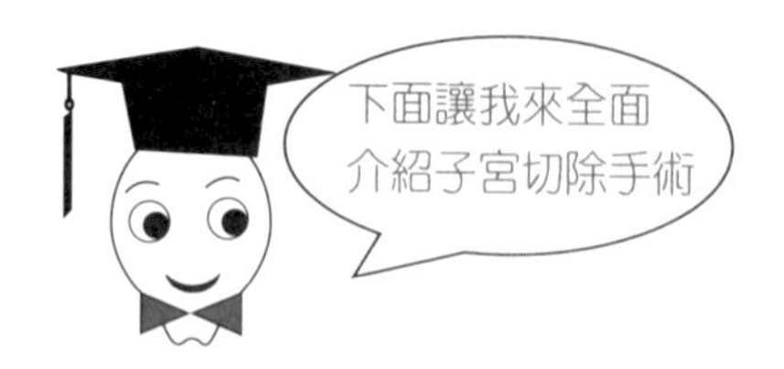

為了寫這本書，認識一個真正接受子宮切除術患者的心路歷程，我採訪了一位同行，她本人是子宮肌瘤患者，通過10年的觀察回診，最後選擇了手術。下面是她的故事：

我發現子宮肌瘤是通過單位體檢，但真的是一點症狀也沒有。當時我43歲，體質很好，上手術，產房接生，值通宵夜班，週末查房，一點都不覺得累。

發現的時候，這肌瘤應該已經有幾年了，因為我平常不大參加體檢，不大重視，自己就是醫生嘛，總感覺身體有什麼變化自己會知道。結果一查超音波，3個肌瘤，最大的有雞蛋黃那麼大。我自己也經常給患者看這樣的超音波報告，沒有症狀就回診觀察著吧。當時是想著，能不手術，就不手術，自己43歲了，也快到停經年齡了。

後來回診了5年，每年的報告單都帶著。超音波醫生說，最大的還是那3個，又有幾個小的肌瘤，直徑1~2公分。問題是子宮前壁有一個比較大的肌瘤，向外凸出，壓迫膀胱。

我的確有頻尿的症狀，上手術前不能喝水，因為手術中不可能上廁所。而且，後來經常出現加腹壓的時候就憋不住尿。不敢蹲時間長，不

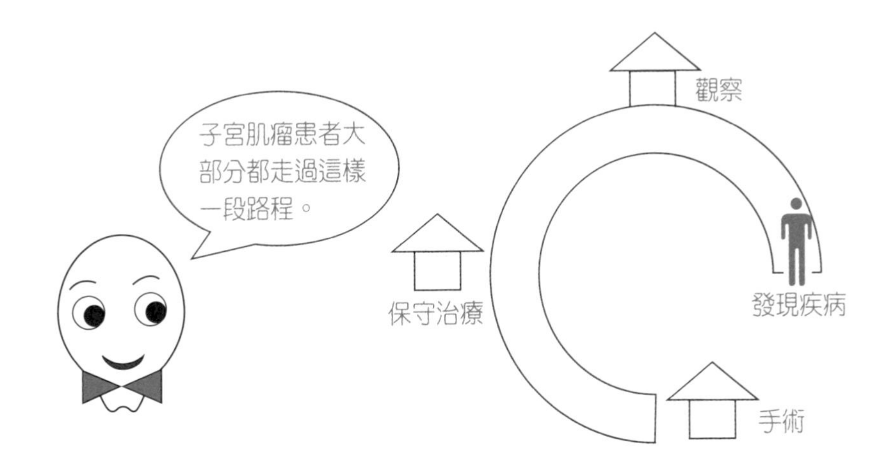

敢笑得太厲害，有時候打個噴嚏都漏尿。自己對照教科書，上面說的一點都沒錯。

每天早上剛起床，肚子空空的，膀胱充盈的時候，我能在恥骨聯合上摸到自己的子宮。一個硬包，不規則，平躺著摸得很清楚。除了頻尿，沒什麼疼痛。後來只要平躺著就能摸到子宮，不用看超音波就知道，肌瘤的確是在長，有妊娠4個多月大了。

醫院裡說了，想手術隨時安排。但當時的確不想動手術。月經很正常，分泌物很少，我知道沒有黏膜下肌瘤，都是向外生長的。當時就有頻尿，已經習慣了。出門先找廁所，少喝水，也沒覺得有什麼不方便。

一直吃點中藥，說是抑制肌瘤生長的，不管有沒有效果，算是一個精神寄託。有時候跟主任商量，做腹腔鏡把肌瘤挖除，子宮保留，就當是說著玩。主任說肌瘤太多了，沒辦法全部都挖掉。

每天給患者做子宮切除，切下來總琢磨琢磨，自己的子宮比這個都大了。當時也快停經了，停經後子宮肌瘤就會萎縮，爭取能把手術躲過去。

又觀察了幾年，肌瘤沒有特別長大，也沒縮小，但是真到了快停經的時候，月經開始紊亂。這個時候就感覺到腰酸痛了，有時候壓迫得腿上有一根神經疼，考慮跟年齡也有關係，但是，一旦有疼痛了，晚上整晚睡不好，就開始考慮要手術了。

當時想做腹腔鏡，但是也考慮到子宮太大了，肌瘤多發，做腹腔鏡不適合，就做了開腹手術。平常都是給別人手術，當自己躺在手術臺上，很有感慨，一個人作為手術患者，才知道患者的感覺是多麼恐懼和無助。當醫生的就是要對患者好一些，溫暖一些。

我囑咐他們把切下來的子宮放在標本桶裡等我自己看一看，也算醫生的一個特權吧。真看到了，比我想像的還大，1公斤，正常的子宮體本身已經微不足道了，全都是包在漿膜下的向外突出的肌瘤，像一顆顆大葡萄。

術後休息了3個月，1個半月的時候就已經基本正常了。切口癒合得很好，感覺不到自己做過手術。術後3個月回來上班，最大的感受就是，現在想喝多少水就喝多少水，不用擔心著急上廁所了，好久沒有這種感覺了，有點不適應。

總的來說，對手術的看法跟年齡太有關係了。我自己作為一個患者的真實感受，年輕時總是想說什麼也要保住子宮，即使不想生孩子了，即使子宮肌瘤那麼多，想懷孕也不可能了，還是覺得子宮重要。但是，一過50歲，想法就變得很快。當時剛好也是停經前的月經紊亂時期，對頻尿、腰酸、腿疼特別敏感，就想要手術，沒什麼顧慮了。

現在感覺不錯，想想1公斤的一個大子宮從盆腔那麼小的地方拿出去了，走路都比以前輕鬆。

我想我的經歷和想法也能代表大多數患者吧。

生殖系統出狀況啦——婦產科疾病的常見症狀

醫生和醫院的作用不僅是「治病」，而是包括治療疾病、預防疾病和增進健康。婦女如果能養成每半年到一年就去檢查一次婦科的習慣，就能預防絕大多數婦產科疾病，也能及時得到增進健康的建議。

如果不能做到常規檢查，如果出現以下症狀，就要立刻去看醫生。

出現了下面的症狀，
要及時去正規醫院的
婦產科就診。
醫院

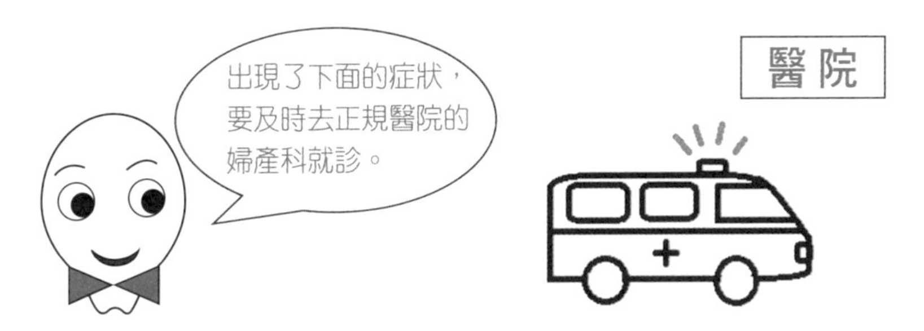

中國古代，對於婦科疾病的各種症狀，尤其是與孕產和陰道流血有關的，一直是不便公開談論的，是一種隱私，患病婦女出於一種不便啟齒和聽天由命的狀態。古典名著《紅樓夢》裡面的王熙鳳，由於勞累導致小產，後數月流血不止，她表面上還要裝得若無其事，而且連貼身丫鬟平兒問一下，她都要遷怒於人。

現代醫學將疾病的常見症狀都進行了確切的定義，不僅使疾病的診斷和治療更加準確，也便於醫學的交流和進步。

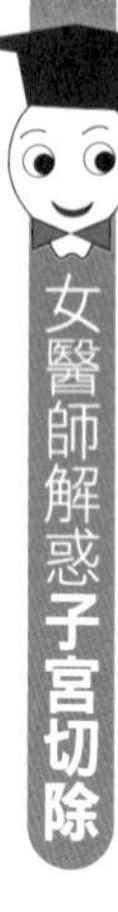

月經異常

子宮出血過多或時間延長是育齡期婦女看婦科的最常見原因。

異常子宮出血可能表現為：經期延長、經量增多、月經無規律。

經量過多的自測方法：如果每天的月經量超過濕透10塊衛生棉，或者每小時濕透1塊衛生棉，就要警惕經量過多，應該去看婦科醫生，檢查是否有子宮肌瘤、內膜異常增生、凝血障礙、排卵障礙、激素紊亂，同時檢查是否已經患有貧血。

經量不多，但是經期延長、淋漓不止和無規律的月經間期出血，也是困擾婦女的月經紊亂症狀。這種情況也嚴重影響婦女的活動自由和生活舒適。因為月經期應禁房事和游泳，防止逆行盆腔感染。很多婦女要長期使用衛生棉或衛生護墊，這些化纖材料且不透氣的衛生用品和長期的子宮出血也容易導致外陰炎和陰道炎。

育齡期婦女，一般情況下對異常子宮出血採取保守治療，即藥物治療，非手術治療；除非明確診斷出血原因為惡性腫瘤。

貧血

婦產科經常見到這樣的患者，扶著牆走進婦科診室，把病歷本交給醫生後，隨即慢慢地蹲下。只有蹲踞姿勢才能保證她的心臟和大腦供氧。查血常規，往往已經是中、重度貧血。而貧血原因，往往是一兩個月的陰道出血不止。

貧血，即血液中的紅血球減少，有2/3的異常子宮出血婦女患有貧血。

正常婦女的血色素為14g/dl，低於11g/dl就可以診斷為貧血。

血液中紅血球的生理功能是為機體提供氧氣，氧氣的生理作用是參與全身幾乎所有的生化反應；氧氣為人體提供能量，能量不僅僅是保持體溫，心跳、呼吸都需要能量，大腦記憶功能需要在神經元之間形成突觸，也需要能量。因此，缺血、缺氧影響整個人體所有的生理活動。

貧血的症狀主要是：頭痛、眩暈、疲憊、虛弱、乏力、記憶力下降、情緒低落。又表現為對任何事物都不感興趣，對反應刺激遲鈍，甚至性冷淡。貧血能影響人體所有器官和系統的功能，是嚴重影響人類智力、體力和生活品質的一種疾病。

自查貧血要注意幾個部位：口唇、指甲、眼結膜，這些部位能直接反映體內血紅蛋白的濃度，如果這些部位顏色蒼白，需要儘早去醫院化驗血色素。

失血性貧血還有一個特點，失血越多，血液越稀釋，越不容易止血，因為血液中的血小板和凝血物質耗竭。

「失血容易補血難」，人體造血需要鐵元素來合成血紅蛋白，食物裡面含鐵本來就很少，小腸對鐵的吸收又是造血的另一個瓶頸。所以，月經量過多要及時找醫生止血。

盆腔疼痛

第二個常見的看婦科的原因是盆腔疼痛，俗稱「小肚子疼」。痛覺是人體自我保護的一種神經信號，盆腔疼痛也往往意味著婦女生殖系統出現了異常。

盆腔疼痛分為急性疼痛和慢性疼痛。

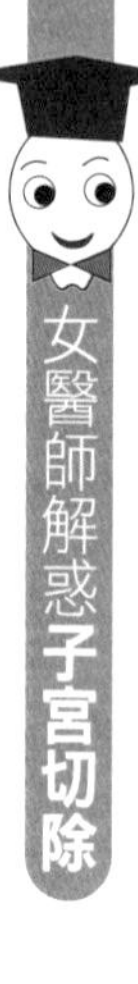

急性疼痛往往因為宮外孕破裂、卵巢腫瘤蒂扭轉、子宮漿膜下肌瘤蒂扭轉、卵巢破裂等急症。

慢性盆腔疼痛，指反復盆腔疼痛超過6個月。有的慢性盆腔疼痛僅表現為痛經；有的表現為痛經合併經前腹痛、性交痛、腸蠕動痛和不定期疼痛。還有的患者表現為月經期的頭痛、胃痛、腰骶痛、下肢痛。

據統計，有1/3婦女有過痛經，1/10的婦女痛經達到影響工作和生活的程度。少部分痛經屬於原發性痛經，即子宮沒有任何病變而發生痛經。其餘的大部分痛經，繼發於其他疾病，最常見的是子宮內膜異位症、子宮腺肌症、慢性盆腔炎、盆腔靜脈淤血症。

原發痛經通過止痛劑和避孕藥就可以達到90%緩解。繼發性痛經要治療原發病才能解決，腹腔鏡是目前對於盆腔疼痛診斷和治療的最佳手段。

有一部分頑固性的盆腔疼痛必須要子宮切除手術才能治療。

不孕

未採取任何避孕措施，有正常性生活，超過2年未懷孕者，定義為不孕。不孕發生率為5%，有逐年上升的趨勢。

對於有迫切生育需求的婦女來說，她們大多會主動去找醫生做各種檢查和治療，不孕也是育齡婦女就醫的主要原因。

目前，越來越多的婦女抱著「頂客」或晚幾年生孩子的思想，對於是否懷孕並不在意。不過，如果未採取避孕措施而長期不孕，即使沒有迫切的生育需求，也應該去婦產科檢查一下不孕的原因。不排卵、子宮肌瘤、盆腔結核、子宮內膜異位症、內分泌失調等都能導致不孕，還有可能是全身性免疫性疾病。早期發現，早期治療，能及時避免疾病進展以及出現疾病併發症。

閉經

閉經也是婦產科常見症狀，女性年滿18歲尚未月經來潮，或者有過月經來潮的婦女，超過6個月月經未來潮都屬於閉經。

整個下丘腦-垂體-卵巢軸以及子宮，這些環節都可能是閉經的原因。這裡主要講繼發性閉經，即曾經有過規律月經後又出現閉經者。

下丘腦和垂體性閉經，屬於中樞神經性閉經；由精神因素導致，或由於腫瘤占位壓迫，是兩大常見原因。

卵巢性閉經比較常見，各種來源的卵巢腫瘤，破壞卵巢結構和功能，都能導致閉經。目前，卵巢早衰越來越受到重視，現代女性由於環境污染、食品安全、服用藥物、生活壓力大等原因，40歲以前就出現卵巢對垂體激素不反應、不排卵、停經。卵巢早衰的現象越來越高發。

子宮性閉經除了先天發育問題外，常見於人工流產損傷內膜產生宮腔粘連、子宮內膜結核。

過度減肥導致神經性厭食症，盲目服用減肥藥、增高藥，導致的青少年閉經，對生殖能力影響大，而且很難治療，家長不可不重視。

停經後陰道流血

月經規律的婦女，如果停經超過10天，就要立即去檢查是否妊娠，晨尿＋尿妊娠試紙就可以知道初步結果，尿妊娠試紙在正規藥房

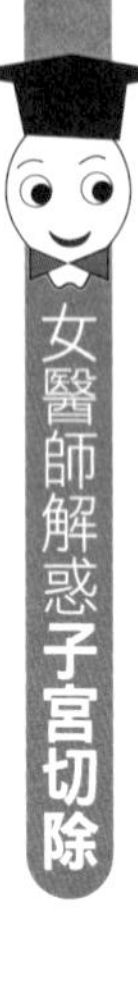

都能買到。如果停經超過10天，又出現陰道不規則流血，或伴有下腹痛，要立刻入院檢查妊娠相關疾病。

流產、子宮外孕、葡萄胎都是停經後陰道流血的常見疾病。妊娠相關的疾病有很多是致命性的，輸卵管妊娠、宮頸妊娠、宮角妊娠、稽留流產都可能引起婦女失血性休克、瀰散性血管內凝血，甚至威脅生命。

如果發現異位妊娠，要在醫生的監護下，採用一定的治療來終止妊娠，安全地清除胚胎，減少出血，預防感染，保護子宮，維持生育能力。

性交後出血

有一位患者，因為持續性陰道流血入院檢查，發現宮頸有直徑2公分的菜花樣癌灶，中心已經破潰，出血不止。問及是否有性交後出血的症狀，回答是，性交後出血10年，但是習慣了，沒在意。

如果第一次發生性交後出血就來就醫，分期和預後要好得多。性交後出血要高度懷疑是宮頸癌。

性交後出血，又叫「接觸性出血」。正常宮頸上皮是複層鱗狀上皮，對性交產生的接觸和摩擦不會產生出血。接觸性出血的原因是正常的複層鱗狀上皮被破壞，淺表血管暴露；常見原因為宮頸炎性疾病——重度糜爛或息肉，宮頸癌和癌前病變。

炎性息肉屬於良性病變，紅色、舌狀，附著子宮頸口，一般採取電刀切除，同時破壞息肉根部防止復發。

如果找不到息肉等肉眼可見的出血灶，就要行宮頸細胞學檢查和陰道鏡檢查和宮頸活組織病理檢查，來區別重度宮頸糜爛、癌前病變和宮頸癌。

陰道分泌物異常

正常情況下，陰道保持濕潤的狀態，有少量透明、無味的分泌物，由子宮內膜、宮頸管、陰道腺體分泌物混合而成，俗稱白帶，在排卵期前後分泌量增多。

如果陰道分泌物增多，性狀改變，有不良氣味，大部分情況是由於各種陰道炎、宮頸炎之類感染性疾病，目前治療這類疾病的藥物很多，效果良好。

如果陰道分泌物長期呈炎性、膿性、淡血性，量較多，久治不癒，就嚴重影響女性的生活品質了。要考慮子宮黏膜下肌瘤或宮腔內帶蒂肌瘤伴感染，這類疾病的子宮內膜下是肌瘤組織，形狀不規則，血供差，對感染的抵抗能力差，容易發生炎症和壞死。

如果陰道流出米泔水、血水樣的液體，量多，伴有壞死的不良氣味，要考慮生殖器癌症，如宮頸癌、子宮內膜癌、輸卵管癌，可以取陰道穹隆處液體，查找癌細胞；或進行宮頸、內膜取樣病理檢查。

有腫物脫至或脫出陰道口

陰道上半段感覺神經末梢稀少，對異物感覺不明顯，下半段接近皮膚部位對異物感覺明顯。

如果覺得有異物脫垂至陰道內，尤其是平臥時異物可上移，站立

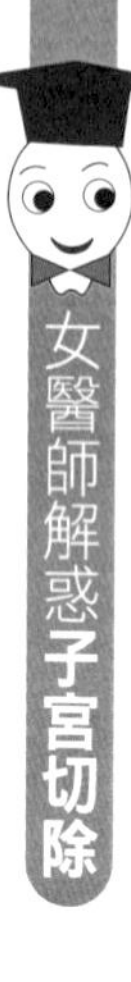

時間長則異物下垂加重，加腹壓時下垂更嚴重。要考慮子宮黏膜下帶蒂肌瘤脫出和子宮脫垂。

洗澡的時候可以自查，脫垂到陰道下1/2的肌瘤或子宮，可以用手指摸到。

盆腔壓迫症狀

真骨盆腔被骨組織包圍局限，空間狹小。因此，子宮原因產生的壓迫症狀比較常見。

子宮肌瘤凸向前壁壓迫膀胱、尿道，產生尿頻、尿滯留或尿失禁。凸向後壁壓迫直腸，產生肛門墜脹、長期有便意和排便困難。肌瘤向闊韌帶方向發展，壓迫輸尿管，可形成腎盂擴張、腎積水。也可能壓迫下肢靜脈、淋巴和神經，產生腰骶疼痛、下肢痛。肌壁間多發肌瘤或子宮腺肌病造成子宮均勻膨脹，則產生各自症狀的疊加。

由於解剖位置的關係，位於子宮底的肌壁間或漿膜下肌瘤，向腹腔方向生長，由於腹腔空間大，不產生壓迫症狀。

腹脹

「我女兒怎麼了？」18歲的高中生腹部逐漸增大，母親心急如焚，「孩子沒有男朋友，每天都按時回家做功課，這一點我敢保證。」婦產科門診來了這樣一對母女。女孩顯得胖胖的，肚子很大。

超音波顯示，雙側卵巢囊腫都在15公分以上，伴腹水。術後病理診斷為雙側卵巢漿液性囊腺瘤。

因為腹脹、短時間內腹圍增大來看婦科病的患者，也占門診患者的一定比例，有些患者誤以為自己是「發胖」。

患者往往是容易被忽視的人群，如未婚女孩，或來自偏遠地區，大多數患者沒有常規婦科檢查的習慣。有的患者來院時，腹部已經相當於妊娠6個月以上。

導致腹脹的常見婦科疾病是卵巢巨大腫瘤、腹水或子宮巨大肌瘤。

腹部包塊

子宮超過妊娠3個月大小，就能在腹壁上摸到子宮上緣；或者子宮肌瘤生在子宮底部，向上凸出，也容易隔著腹壁摸到。方法是：平躺，雙下肢屈曲，放鬆腹壁；在清晨，空腹、憋尿情況下摸得更清楚。

增大的子宮或子宮肌瘤其特點是比較硬，形狀不規則，無壓痛，能活動，但是活動範圍不大。卵巢實質性腫瘤也能經腹壁摸到，大部分呈圓形或橢圓形，活動範圍較大。

當然，腹壁過於肥厚、皮下脂肪堆積過多的婦女，想摸到盆腔腫塊比較困難。

停經後陰道出血

中國婦女平均停經時間為49~51歲。如果婦女超過55歲，尚未停經；或者停經一段時間後，又開始陰道出血（民間俗稱「倒開花」），就要立即看婦產科醫生。因為停經後子宮出血是幾種威脅生命的惡性疾病的第一症狀，包括子宮內膜癌（高發年齡為60~70歲）、宮頸癌（高發年齡為50~55歲）、卵巢癌（高發年齡50~60歲）。

停經後婦女如果出現子宮出血，不要等待，立刻查明出血原因。有一部分良性疾病，如炎症、內分泌疾病、激素替代療法等會導致停經後出血，惡性疾病就是上面提到的三種婦女高發的惡性腫瘤。延遲就醫等於增加疾病的風險；如果是惡性腫瘤，延遲就醫會增加腫瘤轉移播散的機會，降低分期，影響預後。

據說有老人白髮變黑的報導，有老人生長出第三批牙齒的報導，但是，女性生殖系統絕對沒有「重返青春」恢復月經的可能。

其他症狀

由於婦科腫瘤晚期，或子宮內膜異位症廣泛種植，或妊娠滋養細胞疾病所導致腸梗阻、黃疸、咳血、昏迷等全身系統症狀，並非婦產科常見症狀。往往患者第一就診科室並非婦產科，再由其他科室轉到婦產科就診，或多科室會診後，發現婦產科疾病。

好像一朵花從花苞到凋謝——女性一生的分期

婦產科學者將婦女的一生人為地分為六個階段，這六個階段的時間劃分並不是機械的、絕對的，因個體差異而異，而且各個階段之間都有一段過度和重疊期。不同的生理階段有不同的生理特點、保健重點、常見病、多發病和不同的治療原則。

婦女一生的分期與婦科疾病的治療原則息息相關。

舉例說明：如果人患有急性闌尾炎，從嬰兒到老人，治療方案都是闌尾切除術——同病同治。

但是，如果是子宮或卵巢的腫瘤，對於女童、少女、育齡婦女和停經後婦女，治療方案就是不同的——同病不同治。

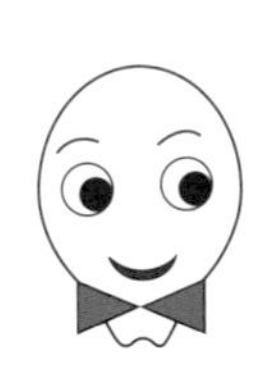

婦科良性疾病往往是根據年齡和生育需求來決定治療方式。

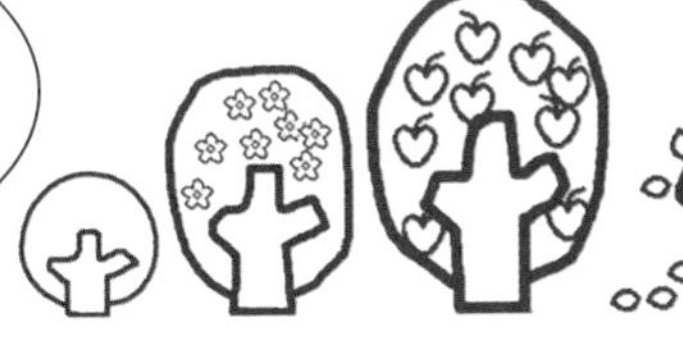

新生兒期和幼兒期

新生兒期：女嬰出生後4周。幼兒期：出生後4周~10歲。

女嬰和女孩的主要健康問題是生長發育、營養、外傷等。

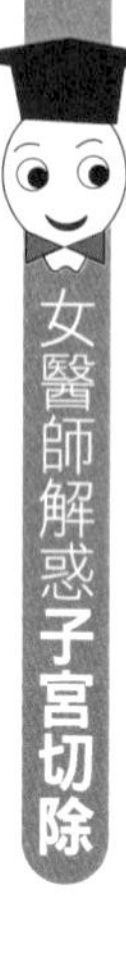

這個時期的女孩是無民事行為能力人，尚不能自己就醫，家長或監護人要關注女孩身高、體重的增長和智力、心理的發展。如發現偏離正常同齡人生長範圍的情況，要及時診斷治療。

婦科腫瘤在嬰兒和兒童期發病率低。而一旦發病，惡性度高，不易早期發現。主要為卵巢腫瘤，胚胎來源或生殖細胞來源，治療原則參考成人同類腫瘤的治療原則，但是儘量保留生育能力和內分泌功能，幼兒對化療的耐受性強於成人，可以採取聯合化療作為輔助治療。

性早熟是目前的熱門話題，女孩在8歲以前出現第二性徵，如乳房發育、陰毛萌出和月經來潮，稱為性早熟。性早熟兒童要及時檢查激素水準，針對病因治療，控制和減緩第二性徵的發育速度，注意飲食健康，避免外源激素通過食品、保健品攝入。

青春期

世界衛生組織（WHO）將女性青春期定義為10~20歲，從性成熟開始發育，至生殖器發育成熟，這期間身體生長發育迅速，心理行為也發生很大變化，是從幼兒轉為成人的重要時期。

青春期少女的主要健康問題是內分泌失調，如青春期功血、青春期閉經、原發痛經。這些是少女生殖器官和神經內分泌發育過程中常見的功能性疾病。先排除臟器病變，確診後對症處理，加強少女健康保健意識，合理安排學習、娛樂、運動即可。

婦科腫瘤在青春期發病率低，常見為卵巢腫瘤，少見宮頸腫瘤和陰道腫瘤；子宮內膜癌和乳腺癌極少見，全世界範圍僅有個別報導。

對青春期少女的治療原則也是保守治療，藥物治療，內分泌治療；如需要手術，儘量保留生育能力和內分泌功能；對於妊娠相關疾病妥善處理，減少生殖系統器官損傷，減少心理創傷。

少女妊娠日益成為世界各國棘手的社會問題，屬於高危妊娠，常為非意願妊娠，常採用人工流產、引產方式終止妊娠，對其今後的生殖功能易造成不良影響。如果至妊娠晚期，則常因無產前檢查，發生各種妊娠併發症，造成產科急症。青春期對「性」產生好奇和衝動很正常，但是，意外妊娠和終止妊娠的損傷都是女性承受，因此，對少女的性保健知識普及是當務之急。

性成熟期

18歲以後30年，為性成熟期，又稱為生育期。

處於人體各項生理功能旺盛期，這個階段的婦女最成熟、健康、精力充沛，是社會和家庭主要的參與者和勞動力。此外，此階段還有一項重要的「任務」，就是生育後代。

正常妊娠和分娩，產褥期、哺乳期，避孕都屬於生理範圍，也就是健康人，不要把正常的產婦當成病患，只要在醫生監測下，就能自然順利地度過這些生理時期。

與妊娠相關的疾病和病理產科都是育齡期婦女所特有的疾病，如子宮外孕、流產、胎盤早剝、妊娠期高血壓、羊水栓塞、妊娠合併各種內外科疾病等。往往起病快，大量失血，誘發過敏性休克，全身臟器衰竭，嚴重威脅婦女的生命和健康。

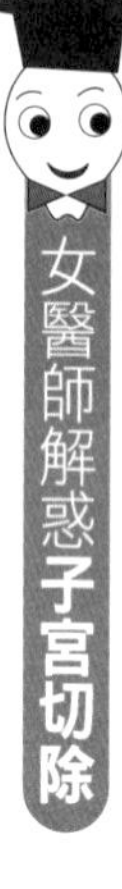

除了生育，避孕措施也主要由女性承擔，目前尚沒有一種避孕方法是完全安全、可逆、無副作用的。避孕失敗和終止妊娠也會對婦女健康產生不良後果。

不安全的性生活，人工流產，放、取避孕環，分娩，都會打破婦女生殖系統的自潔保護，導致病原微生物侵入，育齡期婦女高發各類炎症：外陰炎、陰道炎、宮頸炎、子宮內膜炎、輸卵管炎、盆腔炎。

非孕期的育齡婦女，各種婦科內分泌疾病和良性腫瘤隨著年齡增長逐漸高發，子宮肌瘤、子宮內膜異位症是育齡期婦女的常見病和多發病。癌前病變多發於育齡期婦女，如卵巢腫瘤、子宮內膜增生過長、宮頸上皮內瘤樣病變，需要每年常規篩查，避免發展為惡性腫瘤。

育齡期婦女的治療原則，儘量保持生育能力和內分泌功能。

圍停經期

從40歲出現卵巢功能減退症狀開始，稱為圍停經期，持續10~20年。我國婦女平均停經年齡為49歲。

從卵巢功能下降到維持一個極低的水準，在前文已經講過，圍停經期綜合症和激素替代療法，雌激素對婦女的骨質鈣化、血脂調節、心血管保護、大腦功能都有重要意義。

婦科惡性腫瘤發病率開始上升，易發生乳腺癌、宮頸癌、子宮內膜癌、外陰癌、卵巢癌。

這階段女性到了健康問題的多事之秋，要每年檢查身體，發現婦科腫瘤以手術為主，放療、化療為輔，宜採綜合治療。

老年期

60~65歲開始，直至死亡，稱為老年期；不論一個人的身體多麼健康，醫療保健多麼完善，衰老和死亡都是不可抗拒的生理過程。

隨著人類平均壽命的增長，預期壽命不斷延長，女性壽命平均高於男性，在很多城市婦女預期壽命逐漸進入80歲以上，提高老年婦女的生命品質和生存能力，是世界衛生組織（WHO）提出的新健康觀點。

由於衰老，體內組織含水量下降，膠原彈性纖維萎縮，高發子宮脫垂和陰道前後壁膨出。

惡性腫瘤也高發於這個階段，而且浸潤癌多見，發展快，預後差，併發症多。同時，老年人體質下降，各種臟器功能均下降，常合併慢性內科疾病，對手術、放化療耐受不良。

因此，首先要警惕高危因素和早期症狀，儘量早發現、早治療。其次，在治療前要全面評估老年婦女對有創治療的耐受性，採取合理適度的治療方案。

子宮切除手術的年齡選擇

患者年齡階段是決定婦科治療和手術的最重要因素之一。

很多情況下，子宮切除手術不是因病情而選擇，而是因年齡而選擇。國內各大醫院對子宮切除患者疾病分佈和年齡分佈的回顧性分析表明，子宮切除手術最常實施於40~55歲之間的患者，而40歲以前的患者以保守治療為宜。

年輕、未生育婦女要儘量保持生育能力，即使是癌前病變，也要跟患者交代病情，反復探討，先採取保守治療方案，嚴密觀察。有生育需求者，儘量滿足其生育意願，後再採取根治手術。

對於生育能力已經下降、無生育需求的婦女，及時實施子宮切除手術，也應保留卵巢的內分泌功能。卵巢切除後，每年骨丟失7%，心血管病風險增加。必須要切除卵巢的情況下，術後要給予一定的激素替代治療。

對於年老體弱，有心、肺、肝、腎功能不良的婦女，子宮切除手術又要慎重選擇，減少圍手術期死亡率，也避免手術創傷導致術後生活品質嚴重下降。例如，無性生活要求的老年婦女，子宮脫垂可以採取陰道封閉手術，避免切除子宮。對於無法接受手術的患者，各種保守治療都能在一定範圍內延緩病情發展、提高預期壽命和改善生活品質。

情況不同，手術不同——子宮切除手術的幾種術式

講了解剖、生理、症狀、婦女一生的分期和特點，終於要言歸正傳，講講子宮切除手術了。

世界上第一例子宮切除手術是一位英國醫生在1843年實施的，當時沒有麻醉技術，患者靠喝大量的白蘭地來減輕疼痛，沒有無菌技術，患者靠自身免疫來度過術後感染期的危機，最可怕的問題是當時的止血和對輸尿管解剖結構認識不清，所以世界上有記載的前三例子宮切除術患者都在圍手術期死亡了，死亡原因是失血、腹膜炎、尿毒症。

1853年，第一例術後患者存活的子宮切除術由一位美國醫生完成，患者術後存活了35年，不過，當時子宮切除手術患者能夠存活下來的只有20%左右。後來，隨著麻醉技術提高，發現了滅菌和消毒方法，手術器械改進，對人體結構的不斷認識，醫生們不僅能夠掌握子宮切除術，還根據不同病情設計了多種手術方式，發展了微創手術。

子宮切除可以簡單理解為部份切除、全部切除和擴大切除。

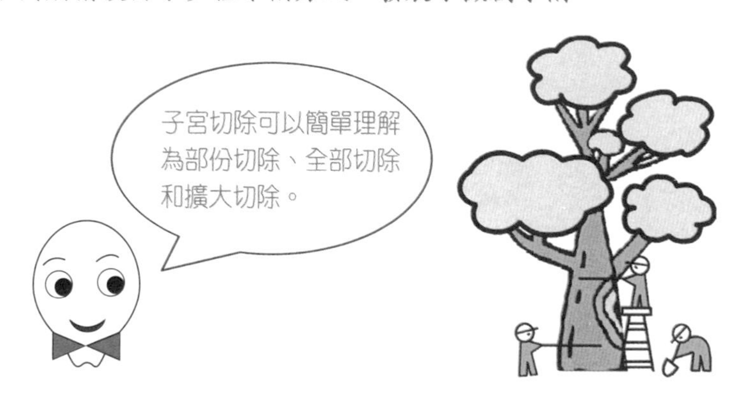

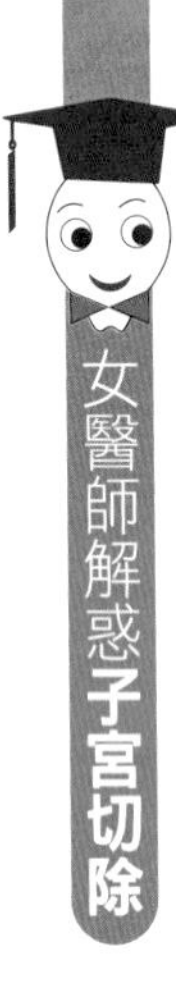

根據子宮切除的範圍，子宮切除手術分為：全子宮切除術、次全子宮切除手術、廣泛子宮切除手術。

全子宮切除術又分為：筋膜內子宮切除和筋膜外子宮切除。

根據手術途徑，子宮切除手術分為：經腹途徑、經陰道途徑和腹腔鏡下手術。

分述如下：

次全子宮切除術：手術只切除子宮體，保留子宮頸。

對於年輕的患者，即使沒有生育需求，也要考慮手術對膀胱、輸尿管和盆底組織的損傷，以及手術後對性生活的影響。因此，在有效治療疾患的同時盡可能保留宮頸，對年輕婦女的身體健康和生活品質有積極的意義。對於子宮良性疾病，排除了宮頸病變的情況下，保留正常的宮頸組織，對調節女性內分泌、保持盆底的張力具有相當重要的作用，同時宮頸有分泌黏液功能，對保持陰道酸鹼度、預防陰道菌群紊亂有好處。但是，保留宮頸的次全子宮切除術，宮頸殘端癌發生率為0.2%~1%，而且再次手術難度增加，這是保留宮頸手術最大的問題，術後患者要有很好的依從性，回診宮頸情況。

全子宮切除術：手術切除子宮、宮頸。

傳統子宮切除手術是目前全世界，也是我國最常採取的手術方式；是首選的、標準的手術方式。此手術已經開展了百餘年，對於手術的方式、技巧、預後、併發症防治都已經非常成熟，一般的醫療機構和絕大多數婦產科醫生都能夠掌握。

傳統子宮切除手術通過逐步切斷子宮的四對韌帶，結紮並離斷子宮的血管，完整切除子宮及宮頸，縫合陰道斷端。

傳統經腹子宮切除手術的適應範圍廣，對各種盆腔的複雜情況，如子宮過大、粘連，罕見位置肌瘤，合併其他臟器病變等。各種改良的子宮切除方式都是在傳統方式上加以改進。由於醫學水準不斷發展，子宮切除的手術方式亦不斷創新，趨向於既能去除病灶，又能保留部分功能的方向發展，可以對提高患者的生活品質起到積極作用。

筋膜內子宮切除術既保留了部分宮頸組織，又切除了宮頸癌的好發部位——鱗柱交界移行區，可防止宮頸癌發生。同時保留了骶、主韌帶，可保持盆底的完整性，宮頸筋膜縫合後形成的假宮頸可加強盆底的支撐力，防止盆腔臟器脫垂，有利於保持直腸、膀胱的正常功能，對內分泌功能影響小。該手術環切子宮的位置不是在陰道穹隆，而是在宮頸外口周圍，可保持陰道穹隆的完整性，不影響陰道長度，有利於術後提高性生活品質。筋膜內子宮切除術的局限在於，手術難度增大，需要經驗豐富的醫生操作，而且不適用於惡性病變。

全子宮一側附件或雙附件切除：手術切除子宮、宮頸以及一側或兩側輸卵管和卵巢。

子宮疾病與卵巢腫瘤經常伴行，例如卵巢功能性腫瘤，能分泌大量雌激素，刺激子宮內膜增生過度；又例如子宮內膜異位症、子宮腺肌瘤，合併卵巢巧克力囊腫，三種病是同一組織來源。也有兩種疾病無聯繫的情況，例如子宮肌瘤，合併卵巢畸胎瘤或漿液性囊腺瘤。對於雌激素依賴的子宮內膜異位症，切除卵巢可以減少復發。這些情況下，要實施全子宮、患側或雙側附件切除術。

對於停經期以後或老年患者，卵巢已經萎縮，內分泌功能下降殆盡，為了預防腫瘤，可以行子宮切除手術同時切除雙側或單側附件。不過，這種觀點在醫學界存在分歧，對於停經後或老年患者是否在子宮手術同時預防性切除卵巢，目前尚無統一的意見。可以確定的是，對於家

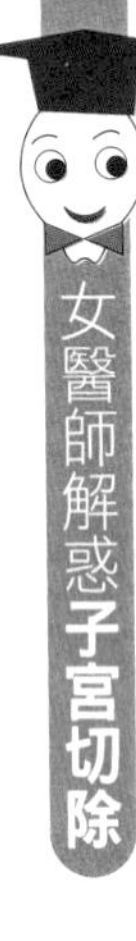

族高發卵巢腫瘤的患者，預防切除卵巢手術是值得的。

切口選擇

良性疾病的子宮切除手術，可以選擇下腹縱切口，或下腹橫切口——俗稱「比基尼切口」，兩者各有利弊。

縱切口術野暴露好，術後粘連輕，如有再次手術容易恢復解剖關係，但切口裂開和疼痛發生率比橫切口更高。橫切口張力低，與皮紋吻合，比較美觀，術後疼痛輕，但手術野暴露較差，再次手術困難。要根據患者要求和醫生經驗水準決定切口選擇。小切口子宮切除術，借助器械將子宮提出切口外進行手術操作，在6公分的皮膚切口下完成子宮切除，但目前開展並不廣泛。目前臨床上大部分婦科良性疾病手術選擇肚臍到恥骨聯合間的縱切口，長約10~12公分。

另外一些特殊的子宮切除方法

腹膜外子宮切除術，跟腹膜外剖腹產術一樣，曾經成為減少腹腔臟器干擾和腹腔感染的熱門手術。三角形次全子宮切除術，將子宮體三角形切除，殘餘組織縫合形成一個小子宮，適用於年輕良性疾病特別是功血（指婦女不規則陰道出血，即功能性子宮出血）患者。

針對惡性疾病的子宮切除手術

有位患者在接受子宮切除手術後，要一輩子穿紙尿褲，她才36歲。

為什麼手術後要穿紙尿褲，因為這位婦女患有子宮頸癌，而且已達到晚期。這種情況只能用「廣泛子宮切除術」來處理。術中發現，膀胱底與陰道都有癌灶轉移，清除癌灶後，剩餘的健康組織非常少，進行了修補縫合後，癒合並不理想，患者出現了陰道尿漏。泌尿外科會診也認為再次手術修補沒有什麼意義，只能終身穿紙尿褲。

患者對術後漏尿的問題提出異議，終於進入法律程序解決問題，手術的病理切片都交給醫療事故鑒定委員會，從切除邊緣來看，手術選擇合理，操作恰當，不構成醫療事故。

從上述案例可以看出，惡性疾病手術的範圍和損傷都遠遠大於良性疾病，針對惡性疾病的子宮切除手術術式有以下幾種：

次廣泛子宮切除：切除全子宮、雙附件、子宮旁韌帶和陰道2cm範圍，經常同時行盆腹腔淋巴結清除。

廣泛子宮切除：切除全子宮、雙附件、子宮旁韌帶和陰道3~5cm範圍，經常同時行盆腹腔淋巴結清除。

腫瘤細胞減滅術：將全子宮、雙附件、大網膜、腹膜、腸道、闌尾等，一切癌症原發灶和轉移灶切除，儘量使殘餘癌灶直徑小於1cm，經常同時行盆腹腔淋巴結清除。

這些手術針對惡性腫瘤，要切除腫瘤邊緣外一定範圍的健康組織，對周圍臟器的損傷更大。腫瘤組織邊緣的機體組織癒合能力差，易出現術後功能缺損，也容易留下手術後遺症。術後常需要輔助放、化療，預防惡性腫瘤復發和轉移。但是，放、化療會進一步影響手術部位組織和切緣的癒合。

針對致死率極高的惡性腫瘤疾病，採取創傷大的治療方案仍然是執行了「最大利益患者」的原則。

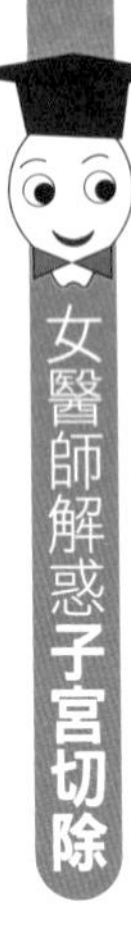

可不可以損傷小點——微創子宮切除手術

一家企業的辦公室主任，請病假3個月去做子宮切除手術，員工們在手術後第二天都去醫院探望，看見主任虛弱地躺在病床上，身上掛著點滴。護士小姐客氣地請他們探望後儘快離開，患者術後需要休息。

主任還沒恢復上班，新婚的女員工因為子宮外孕住進了醫院，同事們又去探望，得知她在醫院裡的經歷：本來打算避免手術，應用化療藥物保守治療了3天，異位胚胎仍然繼續生長，最後還是需要進行手術才清除了輸卵管妊娠灶。她的聲音非常嘶啞，因為手術中應用了氣管插管。

夏天，辦公室邀集大家去游泳，兩位經歷過剖腹產的女員工私下比較著腹部瘢痕恢復的情況，於是就轉到了手術的話題。但是她們發現，剛做完手術的主任和新婚的員工肚子上都沒有瘢痕。

大家很好奇，詢問之下，她們說：我們做的都是微創手術。主任接受的是陰式子宮切除手術，女員工接受的是腹腔鏡下輸卵管開窗取胚術。

陰式子宮切除手術

如前所述，子宮位於骨盆中央，被四對韌帶固定，下段通過宮頸與陰道穹隆連接。理論上來講，完全可以從陰道途徑切斷陰道穹隆，逆行切斷並結紮血管、韌帶，游離子宮自陰道取出。

事實上，不僅理論上行得通，實務上，陰式子宮切除術也是婦科醫生的重要選擇，甚至是一些具有熟練操作經驗的醫院和醫生的首選。

世界上第一例經陰道子宮切除手術在1811年實施，比經腹的子宮切除手術早30年。對象是一名子宮脫垂合併宮頸癌患者，儘管當時還沒有無菌術和高效的止血方法，術後患者生存了26年。由此可見，對於脫出陰道的子宮，陰式手術是便利的和微創的。

陰式子宮切除術最早實施於子宮脫垂患者，尤其是子宮已經部分或全部脫出陰道口者。後來，通過對陰式手術的經驗不斷地積累和交流，發展為非脫垂子宮經陰道切除。目前已發展為，一些醫療機構能夠經陰道實施宮頸癌根治術。

陰式手術損傷範圍小，腹壁無切口，出血少，術後感染率低，疼痛輕，術後恢復快。由於不在腹腔內操作，術後血栓、腸梗阻、腹膜炎都大大低於腹式子宮切除術，術後死亡率僅是腹式子宮切除術的1/7。

陰式子宮切除的局限性主要是無法進行全腹探查；陰道空間狹小，因此適用於經陰道分娩過的婦女，而且需要技術熟練的醫生進行手術操作；在大多數醫療機構，陰式手術不適用於子宮過大、盆腔粘連嚴重和惡性腫瘤患者。

腹腔鏡下子宮切除

腹腔鏡手術是一項新技術。最初是普通外科用於胃腸道手術，1985年才實施了全世界第一例腹腔鏡下子宮切除術，近20年，腹腔鏡的發展突飛猛進，優勢突出，腹腔鏡的發展前途可以用「不可限量」來形容。

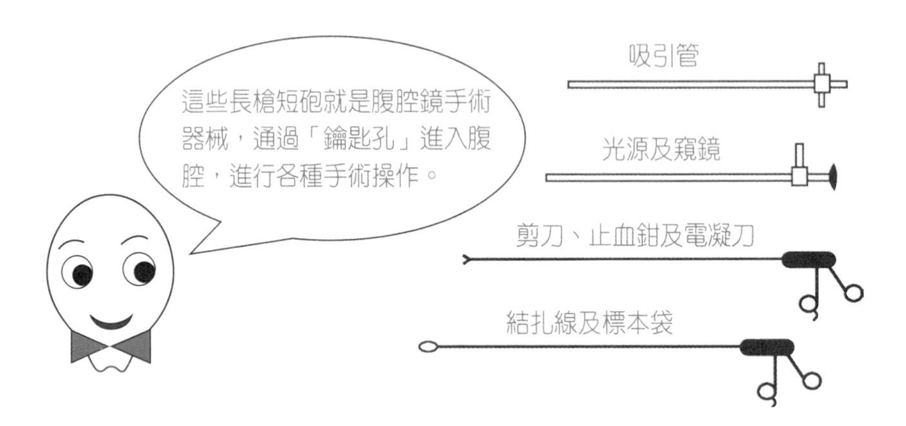

腹腔鏡手術又稱為「鑰匙孔手術」。具體操作方式：先形成人工氣腹，然後在腹壁和肚臍鑽三個小孔，置入套管、窺鏡及手術器械，通過套管出入腹腔。

腹腔鏡用冷光源和鏡頭代替肉眼，視野非常清晰，鏡頭可以360度觀察盆腹腔的全貌，還可以局部放大觀察，細微的結構清晰可見。各種手術器械應有盡有，醫療器械生產廠商還在不斷推出各種更新更實用的新穎腹腔鏡器械。手術中，不會有拉鉤、紗墊、手套等對腹膜產生摩擦刺激。

術中用直徑0.5cm的導桿將手術器械送入腹腔，進行手術操作。出血少，創傷小，對臟器功能干擾少，術後粘連少，術後恢復快，疼痛輕微，感染率低，腹壁幾乎沒有瘢痕，極易被患者接受。

腹腔鏡不僅用於治療，還廣泛用於檢查和診斷。直視下探查：疾病性質、疾病分期、活組織病理檢查、術後二次探查都適用腹腔鏡。有條件的大醫院，腹腔鏡檢查在門診就可以進行，患者在麻醉甦醒後即可離院。

對於腹壁上兩個0.5cm的細微瘢痕，有些醫務工作者還覺得不夠小，目前，0.3cm的超微創腹腔鏡和單孔腹腔鏡在一些先進的醫療機構應用，經驗在不斷積累中。

腹腔鏡協助下陰式子宮全切手術

這種聯合微創手術結合了腹腔鏡手術和陰式手術的優點，又一定程度避免了它們各自的局限。

手術醫生通過腹腔鏡進行全腹探查，尤其是對盆腔粘連進行分離處理，異位灶清除，處理子宮上部的圓韌帶和卵巢固有韌帶。大部分手術過程，按陰式手術處理，經陰道處理主、骶韌帶。交界部分的血管和韌帶，就有很大選擇餘地，看病理特點選擇腹腔鏡下或者經陰道處理，根據醫生的經驗和判斷，採取最利於手術的途徑和方法。

國內、國外都做過三種子宮切除手術的比較，從手術康復時間、出血、副損傷發生率、術後併發症，甚至費用都進行了統計，結果是，陰式子宮切除術、腹腔鏡下子宮切除手術在各方面都遠遠優於經腹子宮切除手術。而且，患者對沒有切口的陰式和腹腔鏡子宮切除手術更被患者樂意接受。

但目前大部分子宮切除手術還是通過經腹的方式，陰式和腹腔鏡下子宮切除只占一小部分。經腹子宮全切手術是陰式子宮切除手術例數的3~4倍。腹腔鏡下切除子宮占全部子宮切除手術的百分比與醫療機構的技術水準相關，在專業技術水準高的醫療機構可超過50%，普通醫療機構則很慎重選擇病患實施，總體上占子宮切除手術的10%~20%。

微創手術不能取代傳統開腹子宮切除手術的原因也很簡單，比如對於粘連非常嚴重的情況，陰式手術和腹腔鏡微創手術是不適用的，而這種情況是很多子宮切除的原因。對於惡性腫瘤，雖然很多世界領先的醫療機構開展了惡性腫瘤的微創手術，但療效還在統計研究中，對於手術時間、難度、腫瘤的手術播散都不確切；而且普通的醫療機構還沒辦法開展陰式或腹腔鏡下的惡性腫瘤根治術。再次，行子宮肌瘤手術，如果子宮過大，肌瘤生長至子宮頸，或其他解剖難度大的部位，陰式手術或腹腔鏡微創手術也是不合適的。而子宮肌瘤患者，如果子宮不是很大，往往尚不需要手術。

因此，陰式子宮切除術在大多數情況下應用於子宮脫垂的患者，而腹腔鏡手術大部分應用於輸卵管妊娠、輸卵管粘連、卵巢腫瘤、子宮肌瘤切除、次全子宮切除等良性疾病手術。

腹腔鏡下協助陰式子宮切除手術，能克服兩種微創手術的缺點，優勢互補，適用範圍更廣。但是，需要更多手術人員、更多設備、費用更高，在各大醫院人滿為患的情況下，也不可能大規模開展。

在為選擇手術方法時，應在患者能安全耐受的範圍內，在醫生能力所限的範圍內，儘量選擇療效更好、創傷更小的治療方法。實施微創手術的醫生必須具有開腹手術的全部技能，因為微創手術隨時有可能因為病理位置難度無法解決；醫生有能力由於副損傷問題、止血問題而中轉改變手術方式，開腹解決，而不是不顧療效地盲目追求「微創」，因為有時微創處理不當會帶來更嚴重的手術併發症。

醫學魔術——麻醉

有個膾炙人口的古代故事，就是華佗為關羽取毒箭、刮骨療傷的故事。故事中的關羽在清醒狀態下，由華佗割開上臂皮膚，切除壞死組織達到骨骼，而且骨骼上也有中毒反應，還要用刀將中毒的骨組織刮淨，而關羽一邊用另一隻手下棋一邊談笑風生。對於關羽超強的意志不得不嘆為觀止。

西方的醫學史上記載，在沒有麻醉的時代，醫生將患者牢牢綁在病床上實施手術，劇痛導致很多病患疼痛性休克，很多患者寧願病情惡化也不接受這種劇痛的手術方式。

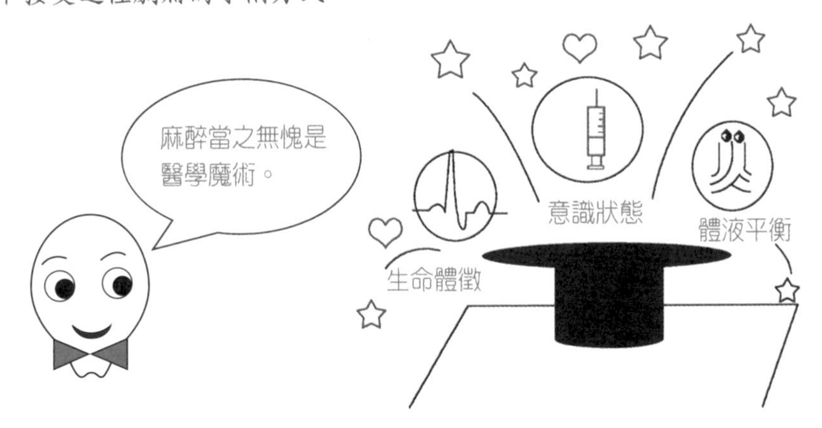

說到手術，就不得不說一下麻醉，一般認為麻醉的作用是讓手術「不痛」，麻醉最初的目的也是減輕疼痛。事實上，現代麻醉不僅僅是不痛，而是全面的生命支援，為手術提供安全的保障。

各種範圍和形式的子宮切除手術，常用的麻醉分為兩類：全身麻醉和椎管內麻醉。

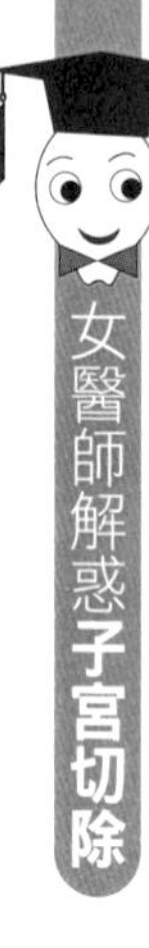

全身麻醉又有兩種方式：靜脈麻醉和吸入麻醉。為了達到更好的麻醉效果，減少單一藥物的劑量和副作用，常採兩種麻醉方式合用。患者接受全身麻醉後處於昏迷狀態，為了保持呼吸通暢，常規需要氣管插管。全身麻醉常用於腹腔鏡手術。

椎管內麻醉也分為兩種方式：硬膜外麻醉和蛛網膜下腔麻醉。硬膜外麻醉作用持久，蛛網膜下腔麻醉起效快，因此麻醉師們也常將兩者聯用。患者接受椎管內麻醉後神志清醒，呼吸自主，但是麻醉平面以下部位失去痛覺和運動能力。

全身麻醉的優點是全程無痛苦，無焦慮，讓患者舒適滿意，很多患者要求全身麻醉，在毫無知覺的情況下完成手術。椎管內麻醉的優勢是更加安全，但是患者在清醒狀態下，能聽到手術器械碰撞的聲音，手術醫生和護士的交談，仍有被牽拉和碰觸的感覺，很多患者不喜歡這種感覺，因此麻醉師還要給他們用點睡覺的藥，讓他們在手術中進入睡眠。

麻醉前也有一些輔助用藥，主要是精神鎮靜，讓患者減少恐懼心理，其次是抑制腺體分泌，避免呼吸道堵塞；為了手術野的暴露，還要使用一些肌鬆劑。

手術結束後，麻醉師要負責患者脫離麻醉狀態，回復清醒。

手術後的鎮痛也是一個重要問題，術後疼痛會影響患者的心理，產生不安、焦慮、痛苦；還會直接影響患者的睡眠、心率、呼吸、胃腸功能恢復、排尿和術後恢復自主活動。現在麻醉師可以為患者留置椎管內的硬膜外導管，連接術後鎮痛泵，患者可以根據自己的疼痛感手動控制麻藥的釋放量，以減輕術後的創傷疼痛。

從上面說明不難看出，麻醉師需要做的工作包括：

腦功能維護——控制患者的清醒和昏迷程度；

心功能維護——控制血壓和心率；

呼吸功能維護——呼吸和氧飽和度；

此外，還包括凝血和抗過敏、液體的進出、離子和酸鹼平衡、術中用藥等。

因此，麻醉師必須具有非常全面的能力，不難理解為什麼在發達國家，麻醉師的收入是所有醫生中最高的，在所有行業收入排行中也穩坐前十。

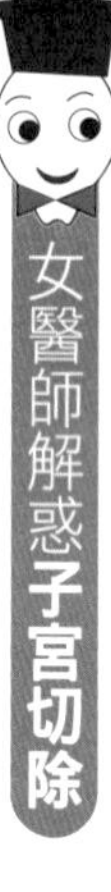

可不可以不切除子宮——能代替子宮切除的保守治療

29歲的高小姐剛結婚3年，還沒有生孩子。

由於不規則的陰道流血，她進行了宮腔鏡檢查，取出子宮內膜組織進行了顯微鏡下的病理檢查，結果是子宮內膜高分化腺癌早期。醫生建議行子宮切除手術，但是高小姐和丈夫強烈要求保留生育能力。

於是，醫生對高小姐採取了大劑量孕激素治療，嚴密觀察下治療10個月。停藥後，高小姐順利懷孕，生下一個健康的寶寶。生育後，進行了3年的激素治療和觀察，病灶有侵犯入子宮肌層的趨勢，因此進行了子宮切除手術治療。

已為人母的高小姐既完成了生育的心願，又得到了可靠的治療。

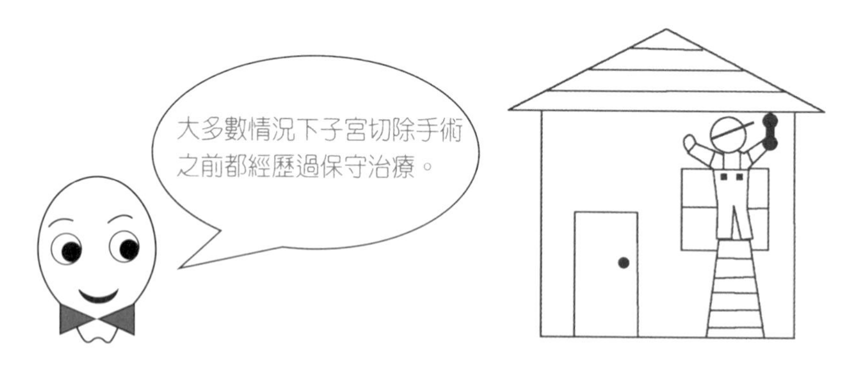

近20年來，隨著新藥物問世、新技術產生，各種原來要實施子宮切除手術的情況，能夠以保守方式治療成功。成功包括兩方面：一些疾病可以完全不用子宮切除；另一些疾病通過保守治療推遲了手術時間，

為患者贏得了生育機會。

對於很多疾病，現在有越來越多的治療方法，而不是單一的採取子宮切除手術，尤其是針對良性疾病。根據美國統計，每年開展的子宮切除手術例數較10年前減少了20%，這也代表了全世界範圍的趨勢，大部分患者傾向採保守治療。

國際婦產科醫師協會（FIGO）對患者和醫師的宣傳是同樣的：「子宮切除手術只用於疾病治療，只在保守治療無效的情況下實施。」

用於保守治療的新藥包括鎮痛劑、激素類藥物、化療藥物和化療方案等。新方法包括腹腔鏡、宮腔鏡、LEEP刀、鐳射射頻、血管介入治療等。這些治療方法各有各自針對的疾病情況，讓醫生有更多有利於患者的選擇。

鎮痛藥和解痙藥

醫學有兩個極端，一個是「無須干預」，另一個是「無能為力」。

對於婦科疾病的兩端，分別是無器質性病變的生理性原發性痛經和癌症晚期廣泛轉移和復發的患者。對這兩個極端，對因治療是無效的，鎮痛藥則是非常適合。

一些青春期痛經，距離生育年齡還有一段距離，不宜採取過多的檢查和人為干預。大部分的少女痛經並沒有病理變化，只是由於疼痛閾值過低，宮頸口狹窄，神經末梢對子宮收縮非常敏感。這種情況在成年生育後自癒，因為子宮這個器官在經歷妊娠和分娩後，大量子宮平滑肌內的神經末梢壞死，而且不會再生。

少女痛經可以給予：水楊酸類鎮痛藥（最常用的解熱鎮痛藥）、

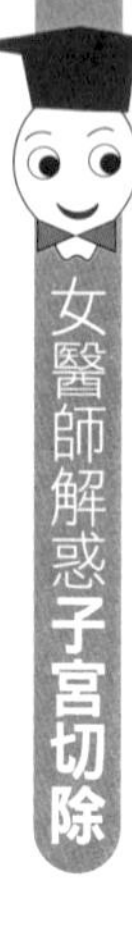

前列腺素合成酶抑制劑（非甾體抗炎藥）、解痙劑（解除平滑肌痙攣）、鈣離子拮抗劑（抑制子宮收縮），還可以給予中藥、熱敷、按摩等。

對於癌症晚期的患者，已經達到侵犯神經、骨轉移、全身轉移導致嚴重疼痛的情況，給予鎮痛藥物，讓他們平穩地走過人生最後階段，是一種人性化的治療，屬於臨終關懷的範疇。

癌症晚期鎮痛藥的範圍增加了鴉片類，包括嗎啡、哌替啶等中樞鎮痛劑。這類藥物實質上就是所謂的「毒品」，但在醫生手中，可以成為控制疼痛的良藥；然因其眾所周知的致幻性、成癮性，不能長期用於正常人或良性疾病患者。

高效激素類藥物

隨著對下丘腦-垂體-卵巢軸的深入研究，和各種激素類似物不斷問世。常見為：雌激素及其類似物和拮抗劑、孕激素及其類似物和拮抗劑、雄激素類似物、促性腺激素釋放激素等。

避孕藥的成分是單一或配方的雌、孕、雄激素，它們的作用不只是避孕，而是非常廣泛地運用於內分泌治療，尤其是對育齡期婦女，可以同時起到治療和避孕的雙重作用。

一定有人會問：為什麼有促孕和保胎作用的雌、孕激素會有避孕作用？

答案是這樣的：雌、孕激素的促孕和保胎作用，只在很狹窄的一個時間段、很精確的血液濃度下起作用，超過這個時間範圍，或者增加劑量，它們能有抑制排卵的作用、子宮內膜蛻膜化的作用、子宮頸黏液緻密不易精子通過作用（已經懷孕的人不會在懷孕期間排卵和再懷孕就是這個道理）。

激素依賴腫瘤，如子宮肌瘤、腺肌瘤、子宮內膜增生過長，都可以應用阻斷雌激素的生理作用而抑制腫瘤生長。

對於婦女的內分泌疾病，比如功能失調性子宮出血，能有良好的調經、止血作用，從前必須切除子宮避免嚴重失血的情況，現在通過內分泌治療，部分患者能避免子宮切除。

對於盆腔子宮內膜異位症，假孕療法、假停經療法，大部分患者能緩解病情數月至數年，少部分患者能達到不復發的治療效果。

新化療藥物和更有效的化療方案

有一個著名的小故事。一位患有白血病的小學生，接受了化療後重返學校，但化療導致的脫髮成為他的心理負擔。當他走進教室的時候，他驚奇地發現，全班同學為了歡迎他，都剃了光頭。

大眾對化療藥的初步認識多是脫髮和嘔吐，因此很多人對化療有恐懼和反感。

這裡介紹一下化療藥：由於對化療藥物研究的貢獻，已有多位科學家獲得諾貝爾獎；目前人體全身有12種腫瘤對化療非常敏感，單純化療治癒率超過50%，包括絨癌、白血病、淋巴瘤、睾丸腫瘤。

從最初的氮芥到最新的紫杉醇，從最初的單一用藥到目前的聯合用藥，化療藥物在腫瘤治療上發揮著重要作用。而婦產科的化療藥物除

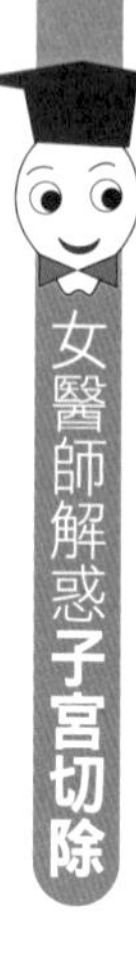

了治療腫瘤外還有一項特殊的應用：治療異位妊娠（子宮外孕）。

化療藥並不是簡單的「毒藥」，它們有選擇地殺滅增生期細胞；而惡性腫瘤細胞就屬於無序、不受控制、大量增生的幼稚細胞；異位妊娠的胚胎正處於分裂活躍階段，也對化療非常敏感。

新化療藥物和化療配伍方案，應用於惡性葡萄胎、絨癌，及宮角、宮頸、輸卵管等異位妊娠，一部分患者可以完全保守治療，一部分患者可以減小手術範圍和損傷。對於卵巢癌、子宮內膜癌、宮頸癌等惡性腫瘤，是術前、術後必要的輔助治療，可減少復發和轉移，提高術後生存率。

化療藥物的副作用一直是限制其應用的難題，包括骨髓抑制、心臟毒性、肝腎毒性、胃腸道反應、脫髮等。對此，科學工作者不斷地研究和推出更合理的配伍方案和用藥方法；採用週期性化療、化療輔助用藥、化療增敏劑，都能儘量減小藥物副作用，擴大其應用範圍。

放療

有這樣一個真實的悲慘事件：一個年輕工人，在工作場所撿到了一條金屬鏈，隨手將它放進口袋裡，之後的幾小時他出現了嚴重的乏力、嘔吐、頭痛和關節痛，他以為自己患了感冒。與此同時，工地上正在緊張地尋找一段丟失的用於探測礦物的放射源。就短短幾小時的放射源接觸，這位青年失去了一側下肢和雙手。大劑量的放射線對人體的危害就是這麼可怕。

接著談一下放療。放療和化療一樣，因為放射性元素、放射線、核反應爐這些名詞跟原子彈有聯繫，容易引起人們的恐懼心理。

最初的放療就是簡單地將放射性金屬鐳針插入癌灶部位，就這樣挽救了世界上第一例放療治癒的癌症患者的生命。現在，隨著放療技術進展，已經使用更容易控制劑量、方向、時間、輻射野的激發射線來作為輻射源，用於治療疾病。

醫學上，控制在一定劑量範圍的放射線通過細胞後，細胞並不是立刻死亡，而是失去了分裂和繁殖的能力，因為放射線破壞了細胞的遺傳物質DNA和部分有絲分裂必需的細胞器和酶。因此，放療對於腫瘤細胞，前面已經提到，腫瘤細胞是大量無序失控繁殖的幼稚細胞，是積極的針對性治療。

放療廣泛用於治療各種婦科惡性腫瘤，如宮頸癌、卵巢癌、子宮內膜癌、外陰癌等。為了減少放療副反應，醫學界不斷發現更高生物效能的射線，四維精確定位、腔內放療、放療射線保護等新方法，提高放療效率，同時減少放療的副損傷。

目前，在全世界範圍內，對於惡性腫瘤的放、化療尚不夠精確，因此惡性腫瘤轉移、復發率和死亡率仍高居不下。

宮頸物理療法和宮頸手術

子宮頸外1/3暴露在陰道內，這使醫生對宮頸疾病的診斷和治療操作有極大的便利。

宮頸細胞學篩查、脫落細胞病理診斷；陰道鏡，能將宮頸上皮放大10~40倍；HPV病毒檢測和分型。這三項檢查能早期診斷出95%以上的宮頸癌前病變，使宮頸癌成為全身第一個能完全預防的癌症。

對於早期癌前病變，可以採取鐳射、冷凍、電熨等物理方法，破壞子宮頸上皮，包括病變部位。破壞的上皮結痂脫落後，會新生健康、抵抗力強的複層鱗狀上皮。

對於癌前病變晚期和原位癌，可以進行宮頸椎切或環切手術，只切除部分宮頸病變累及範圍，術後將切下的部分宮頸進行病理切片觀察，如切緣沒有浸潤，可以回診觀察，避免了切除整個子宮，保留生育能力。

提到宮頸物理治療，順便說一下慢性宮頸炎——宮頸糜爛。60%的已婚婦女患有宮頸糜爛。那麼，宮頸糜爛需要治療嗎？宮頸糜爛與癌症有多大的關係？

事實上，一些醫療機構誇大了宮頸糜爛的危害。宮頸糜爛並非真正病理意義上的糜爛，而是在炎症或激素刺激下，宮頸柱狀上皮取代了鱗狀上皮。如果不合併HPV病毒感染，宮頸糜爛不會導致宮頸癌的發生。

輕度的、小範圍的宮頸糜爛不需要治療，只要檢查是否有高危HPV感染和每年常規的宮頸細胞學防癌抹片。重度的顆粒型、乳突型糜爛，面積超過宮頸的1/3，可採取物理治療、電熨、鐳射等方法破壞柱狀上皮，由新生的鱗狀上皮取代，就達到治療目的。

靜脈輸液、陰道沖洗對宮頸糜爛的治療作用非常小，還容易造成菌群紊亂，因此，儘量選擇正規的、非盈利性的醫療機構來防治宮頸病。

介入治療

如何通過血管介入治療腫瘤？原理是這樣的：腫瘤組織比正常組織生長快，需要的能量和營養物質更多，腫瘤必須有滋養血管才能生長。最初的介入治療並不是應用在婦產科，而是應用在肝臟腫瘤上。用栓塞劑或化療藥，人為造成腫瘤滋養血管栓塞，造成腫瘤缺血壞死，達到治療腫瘤的目的。

這個設想是合理的，在實務上，大部分介入治療能縮小腫瘤，抑制腫瘤生長，卻不能徹底讓腫瘤壞死，因為大多數腫瘤血管旁邊有血管交通支來輔助供應。

對於婦科生殖系統良性腫瘤，大部分情況下，通過減小瘤體就能達到緩解症狀、避免或推遲手術的目的。因此，通過栓塞子宮的供血動脈使子宮內的病灶壞死、吸收、萎縮而達到治療目的。用於治療子宮肌瘤、功能失調性子宮出血（子宮內膜增生過長）、子宮腺肌症。例如，用動脈栓塞療法治療子宮腺肌症，近期效果明顯，月經量減少約50%，痛經緩解率達90%以上。

子宮內膜切除術

幾乎所有的功能失調性子宮出血患者都經歷過「刮宮」，用以取子宮內膜病理標本和止血治療。功血的出血部位在子宮內膜，只要刮除子宮內膜，就可以達到減少出血的目的。

反復刮宮對患者來說是痛苦的，而且只能暫時緩解，不能用刮宮來根治。於是，應用人工方法永久性破壞部分或全部子宮內膜的設想開

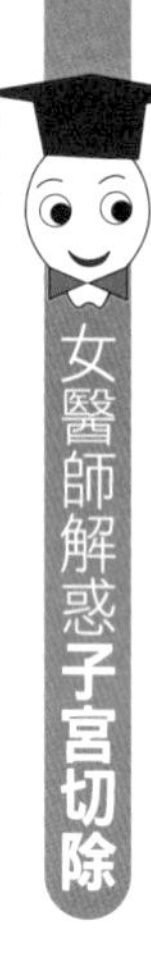

始應用於臨床。

子宮內膜切除術是藥物治療和子宮切除術之間的過渡手術，方法是用熱球、電凝、超聲刀等破壞子宮內膜生發層。適合無生育需求，嚴重或難治的子宮出血；保守治療無效，患者不願切除子宮，或因身體狀況不能耐受子宮切除手術者，無生殖器官惡性腫瘤患者。

子宮內膜切除術的遠期併發症，感染、宮腔粘連、宮腔積血、輸卵管絕育，統稱「子宮內膜去除術後綜合症」。

盆腔去神經支配治療

曾經有過一些報導，有些小孩沒有痛覺，小到皮膚破損，大到骨折，這些孩子沒有任何哭鬧或其他反應，被傳為奇聞軼事。不過，大多數這類小孩後來被發現是患有脊髓腫瘤，破壞了脊髓後角的感覺神經傳導束，他們大多數同時缺少溫度覺、觸覺。

慢性盆腔疼痛，跟軀體其他部位的疼痛一樣，要靠軀體感覺神經上傳到大腦。那麼，阻斷神經的傳導，讓大腦接收不到疼痛的信號，能否成為止痛和保留生育功能的一種新方法？

近幾年，國外學者採用開腹或腹腔鏡下骶前神經切除術及子宮神經切除術，治療原發及繼發性痛經和其他慢性盆腔疼痛，取得了良好的效果。其原理為盆腔臟器感覺神經傳導通路，由位於骶骨前的下腹部神經叢到達脊柱，因此切斷骶前神經幹可阻斷痛覺傳導通路，此兩種手術均切斷大部分宮頸感覺神經纖維，從而減輕子宮疼痛。

此項手術可改善患者由於盆腔疼痛引發的失眠、焦慮等情況，適用於藥物治療無效、要求保留子宮的患者，可提高妊娠率。其併發症主要為腹瀉、便秘、陰道乾燥、性生活障礙，這是術後副交感神經功能障礙所致。

宮腔鏡

未孕的子宮腔只有5毫升的容積，這個神秘的空間一直是醫學的盲區。過去，醫生只能通過一根直徑0.3公分、有弧度的金屬探針，用觸覺和經驗來探測宮腔，或者通過造影來瞭解子宮腔的輪廓和宮腔通暢情況。

宮腔鏡突破了這個盲區。宮腔鏡是利用非常纖細的導管，進入子宮進行觀察和手術操作。跟腹腔鏡形成人工氣腹不同，宮腔鏡利用37℃的液體膨脹宮腔。子宮腔的情況在宮腔鏡下一目了然，凸向宮腔的肌瘤，黏膜息肉，子宮內膜增生、變異情況，宮內節育環斷裂、植入，雙側輸卵管開口情況，都可以清晰地顯現，而且可以用電子電腦進行拍照分析。

宮腔鏡可以進行準確的病理取材，診斷子宮內膜增生、癌前病變和內膜癌。可以進行子宮息肉、黏膜下肌瘤切除，對於肌壁間肌瘤，只要凸向宮腔達到一定程度，能夠被宮腔鏡下的鉗子抓取，就可以通過宮腔鏡核除。

宮腔鏡下，還可以破壞子宮內膜生發層，治療頑固性功能失調性子宮出血，避免子宮切除手術。

宮腔鏡檢查和治療損傷小，對腹腔臟器無影響，出血少，疼痛輕，術後恢復快。宮腔鏡檢查在門診即可實施。

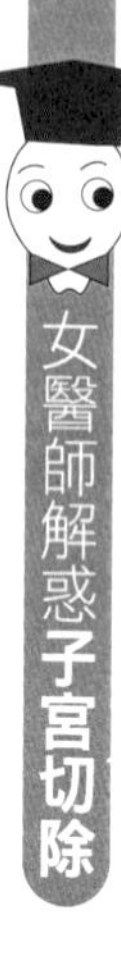

腹腔鏡

腹腔鏡是應用更廣泛的微創診斷和治療新方法，在前面的內容裡，關於腹腔鏡下子宮切除手術已經講到了腹腔鏡的原理和優勢。隨著新器械、新方法的不斷推陳出新和鏡下手術的經驗持續積累和完善，腹腔鏡的發展前途不可限量。

腹腔鏡於婦科疾病的診斷，適用於各種慢性下腹痛、不孕症、盆腔腫塊，腹腔鏡下可以清晰地觀察整個婦女生殖系統器官和鄰近臟器的狀態，對於盆腔子宮內膜異位灶、卵巢腫瘤，可以取病理判斷良惡性。

治療方面：腹腔鏡下適合盆腔鬆解粘連，盆腔子宮內膜異位灶清除，輸卵管妊娠開窗取胚，附件切除，卵巢腫瘤剝除，子宮肌瘤核除，子宮次全切除和子宮切除。其中，慢性盆腔炎的粘連鬆解和包裹性積液清除，子宮內膜異位灶清除術和子宮肌瘤核除手術的廣泛開展，對減少了一部分子宮切除手術產生了作用。

期待醫學能解決這個難題——保守治療能最終取代所有的子宮切除手術嗎？

保守治療最重大的意義在於保存婦女的生育能力。婦女的生育能力對於人類繁衍後代，對家庭的完整、老弱病殘的扶助和贍養、文明的延續、文化的傳承，社會意義也是巨大的。

其次，保守治療的意義在於提高婦女生活品質。現代生活已經解決溫飽，人們開始追求更高的生活品質，現代婦女不願意像傳統婦女一樣忍受慢性婦科疾病。對於子宮異常出血，包括出血量異常和出血時間延長，和嚴重痛經、盆腔疼痛的患者，能夠在避免手術的同時緩解痛苦，輕鬆生活，是婦產科學界追求的方向。

保守治療的發展，讓子宮切除手術比10年前下降20%，給患者更多選擇的空間，而不是讓患者僅僅在繼續忍受病痛和接受子宮切除手術之間進行選擇。但是保守治療並不能完全替代子宮切除手術，每一種保

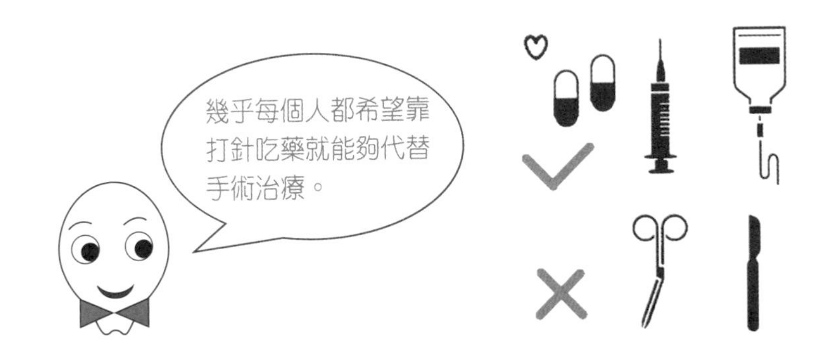

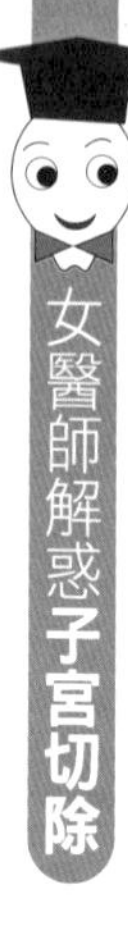

守治療方案都只有一定比例的有效率和治癒率，保守治療也都有其副作用、風險和併發症。

例如功血的藥物保守治療，有近1/2患者最終還是要接受子宮切除手術，而且藥物的副作用是男性化改變：閉經、痤瘡、聲音嘶啞，甚至長出鬍鬚，這些副作用也讓人很難忍受。

子宮切除手術畢竟療效可靠，方法簡單，預後穩定；對於無生育需求的婦女，停經期、老年期婦女，手術優於風險和副作用較大的保守治療；子宮切除也是一些疾病如各種惡性腫瘤唯一的治療方法，它不可能被保守治療完全替代。

在保守治療和子宮切除手術之間，醫生要全面掌握各種治療方案，關注新進展，權衡利弊，尤其要尊重患者本人的意見，採取個性化、人性化治療。

按照目前的趨勢，子宮切除手術還有進一步下降的可能，因為醫學工作者仍在不斷總結長期隨訪的臨床試驗來幫助確定，從長期來看，保守療法是否比切除子宮更有成本效用性？當這些結果不斷被總結和報導，就能進一步推展保守治療。

作為一個醫生，只會一種方法來解決問題是遠遠不夠的，那就談不上個體化治療的問題，所以對同種疾病應該掌握多種的治療方法。作為患者來說，大部分選擇保守治療的原因是出於對生育的渴望，但是保守治療存在的很大一個問題就是療效不確切，有一部分早期惡性腫瘤的患者通過保守治療緩解了病情，順利生育。但還有一部分，保守治療效果不佳，不能實現生育的願望，也不能遏制腫瘤的進展。

最頭疼的難題——如果兩個醫生的建議不一樣怎麼辦？

35歲的小藍遇到了兩難的選擇。由於婚後兩年不孕，去醫院檢查，發現子宮上生有兩枚肌瘤，直徑分別為5公分和3公分。市中心醫院的婦產科醫生建議她做腹腔鏡下子宮肌瘤核除手術，然後預備懷孕。

手術是大事，小藍又跑到市區域醫院掛號，醫生檢查後，不建議她立刻手術，而是去做全套的不孕症檢查和助孕治療。

小藍又跑到中心醫院，諮詢是否可以不做手術，直接助孕。中心醫院接待她的醫生說：兩枚子宮肌瘤讓她的子宮變形，是她不孕的原因，助孕成功率也不高，因為受精卵對子宮腔形狀很挑剔。即使助孕成功，她還面臨著子宮肌瘤容易導致流產的問題。

對此，區域醫院的接診醫生說：導致不孕的因素很多，輸卵管問

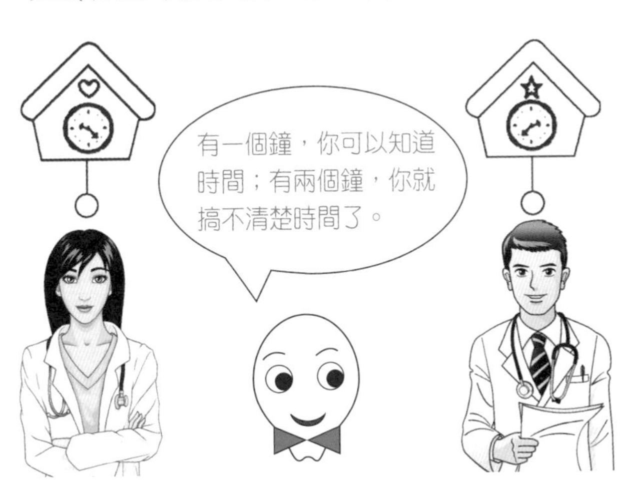

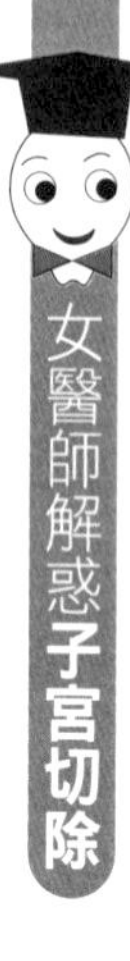

題、男方精子問題、免疫問題都要考慮。帶肌瘤懷孕成功的例子很多，如果手術取出肌瘤，要避孕一年以上，還要面臨子宮切口破裂的問題。為此小藍就要耽誤一年受孕時間，而35~40歲的婦女，正走向卵巢功能衰落，時間很寶貴。

對於生育時間寶貴的問題，中心醫院的醫生非常同意，因此建議小藍儘快行肌瘤核除術，以免再耽誤一兩年。至於肌瘤手術口在妊娠期間破裂，發生率只有1%，只要擇期剖腹產，即能避免大多數破裂。

兩位醫生都非常謙虛，說自己方案是建議，最終要小藍自己作決定，他們都承認，每種選擇都有一定的益處和成功率，也都有一定的風險和失敗率。

小藍非常苦惱，不知道該怎麼選擇？

首先，如果兩位醫生意見不同，說明疾病不是致命性的。對於致命性的疾病，如癌症、重度貧血、失血性休克，幾乎所有的醫生意見都是相同的，所有的教科書和指南上面都有明確規定。

醫生意見不同的情況，大多因為對於疾病兩種方案治療後結果相近、各有利弊的情況。教科書和指南上並列兩種或多種治療方案，並不傾向哪一個，而是寫明根據具體情況選擇。

很多子宮切除手術也是如此，有的醫生傾向切除子宮，並且說出一大串理由；有的醫生傾向不切除子宮，同樣也說出一大串理由。對於手術方式也是如此，有的醫生傾向開腹手術，並說出開腹手術的很多優勢；有的醫生傾向做腹腔鏡手術，並推薦腹腔鏡手術的好處。當兩位醫生意見不同的時候，正如一句俗語說的，「有一個鐘，可以知道時間；有兩個鐘，就弄不清時間了。」

醫生之間的意見為什麼會不同呢？

這跟醫生的經驗有關，如果一位醫生經歷過多例子宮肌瘤不孕的患者，通過核除肌瘤後順利懷孕生子，而同時也經歷過妊娠期子宮肌瘤紅色變性，難以止痛，最後被迫終止妊娠的例子，他一定推薦先核除肌瘤再懷孕生子。而如果醫生經歷過很多例肌瘤患者順利懷孕生子，他的經驗是肌瘤對妊娠的影響並不大，而且在夜班經歷過肌瘤核除瘢痕破裂，激烈地搶救大失血的產婦，尤其不足月的新生兒送入新生兒重症監護室（NICU），他對未孕婦女核除肌瘤一定是非常不贊成的。

其次，醫生的師承也有很大關係，如果這位醫生的老師或上級醫生屬於傾向保守的類型，他很可能也傾向於保守。一個醫院、一個科室或者一個醫生的團隊，很容易把這種傾向繼承下來，當然，他們對的治療傾向能有更成熟的經驗。

現在，醫患糾紛頻發，醫生已經很注意不在患者面前表現出相互之間的意見分歧，以免為同行添加不必要的麻煩。事實上，在醫生之間的病例討論會上，經常有為了治療方案爭得面紅耳赤的時候。

如果遇到這種情況，可以把醫生所介紹的手術益處、風險都羅列下來，仔細研讀幾遍，看看哪項是自己最不能忍受的，哪項是自己最希望達到的，借此來作出選擇。也可以在力所能及的範圍，找更高級一些的醫院、更有經驗的醫生會診，他們接觸的病例更多、更全面，有些教學醫院的醫生有閱讀外文文獻的習慣，就更開闊了視野，能更接近「正確」的選擇。

對於可以有多種治療方案選擇的情況，所謂「正確」的選擇只是一個機率，而不是絕對的正確。疾病的發展和轉歸本身就有很多不確定性。

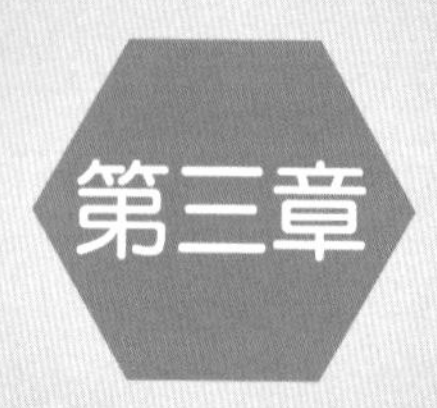

行子宮切除術的常見疾病

人們對各種疾病既恐懼又感興趣。各種婦產科疾病更有一層神秘的面紗，就是由於這層神秘的面紗，醫生所做的一切也顯得有點高深莫測。

古代的醫生，用三根手指搭在患者的手腕上就能摸出她的身體狀況；現代的醫生則開動了超音波、CT、腹腔鏡，這一類高科技的設備，拉開了醫患間的距離。一些患者說：「到了醫院，我什麼都不懂。」而另一些患者說：「我生病這麼多年了，我比醫生懂得都多。」

她們說的對嗎？

怎樣介紹婦科疾病？

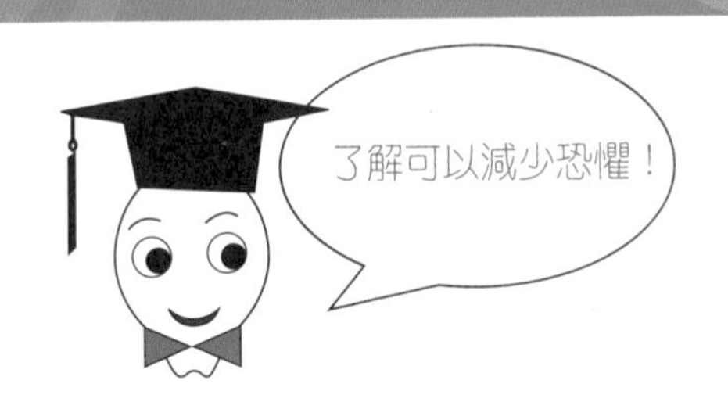

短時間內讓沒有醫學基礎的讀者，能夠對本章內容中這些婦科常見病、多發病有一些認識；讓讀者理解這些疾病的特點，和什麼時候需要子宮切除手術來治療這些疾病，確實有一定的難度。

這本書不是一本微縮的婦產科教材，簡要羅列每一種疾病的發病率、病因學、症狀、體徵、檢查、診斷、鑒別診斷、治療、預後，這樣的照搬教材沒有意義，因為很多醫學教材在網上可以自由下載。

關於這個難題，我仔細想了很久。

先寫一些真實的典型病例，讓讀者對疾病有些感性認識，沒有醫學基礎的讀者也能看得懂這些病例從發病到診斷到治療的基本過程。

每種疾病發生率、症狀產生率、治療有效率、復發率等，都說一下具體的統計資料，這屬於循證醫學的範疇。沒有具體可靠的資料，很多描述是沒有意義的。比如「產科的胎膜早破會發生胎兒致死性的臍帶脫垂」，這句話沒有錯，但如果不說發生率就沒有參考價值。事實情況是，胎膜早破發生率為10%，也就是說，每10個孕婦就有一個發生臨產前的胎膜早破，臍帶脫垂在胎兒是頭位的情況下，發生率是1/1300，機率是很小的。

我想講一下每種疾病的發病原因，這對普及疾病預防和高危人群

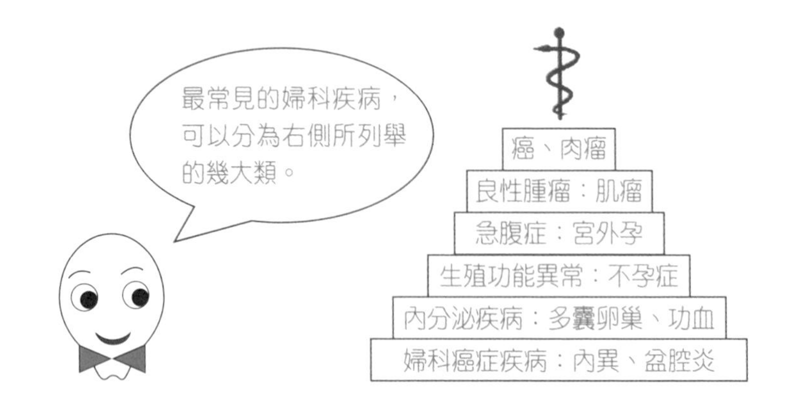

重點篩查有益處。比如子宮頸癌是我國婦科第一高發惡性腫瘤，這種疾病與性生活過早、生育過早、生育過多、性伴侶過多這些因素密切相關。因此，提倡避免早婚早育，避免性伴侶混亂，推廣使用保險套等。當然，這些問題是醫學問題也是社會問題，有普及推廣的難度。

各種症狀是患者就診的主要原因，我想用儘量通俗的解釋來說明為什麼某種疾病會出現這樣或那樣的症狀。比如子宮肌瘤為什麼會導致出血過多、不孕和流產、尿急尿頻、腰骶酸痛，為什麼有些患者沒有這些症狀，但是能在肚子上摸到一個硬質包塊？答案是：這是由於肌瘤生長的位置不同所致。例如，子宮黏膜下的肌瘤雖然體積不大，卻會導致月經過多和不孕；子宮前壁的肌瘤導致尿急尿頻；而子宮底的漿膜下肌瘤，不產生壓迫症狀，也不影響月經，卻能通過腹壁摸到包塊。

治療和預後是重要說明的部分，因為本書的主題——子宮切除手術，本來就是一種治療手段，每種疾病都有幾種不同的治療方案，到底什麼情況下要採取子宮切除手術？比如，對於功能失調性子宮出血，青春期少女採用雌孕激素序貫療法，育齡期婦女採用促排卵法，圍停經期婦女採用子宮內膜萎縮法，對於激素治療無效的難治性功血合併貧血者，採用子宮切除手術。

關於疾病鑒別診斷、詳細的分期、用藥的劑量等，這些都是給專業人士研究的，不在這裡詳細說明。惡性腫瘤部分，只講簡單的分期；至於詳細的臨床分期、手術分期和分級方案，非常複雜，不在這本書裡詳細列舉。

重要的是科普性，通俗易懂。俗話說「隔行如隔山」，現在各學科的深入細化，更拉開這種距離。我個人對歷史、地理、電腦等領域也是外行，但又很感興趣；一些專業書籍閱讀起來索然無味，很難記住，但如果有比較好的科普書，就能增長這些領域的知識。因此，本書的疾病部分也力求在嚴謹的學術基礎上，用輕鬆和大眾性的語言來描述。

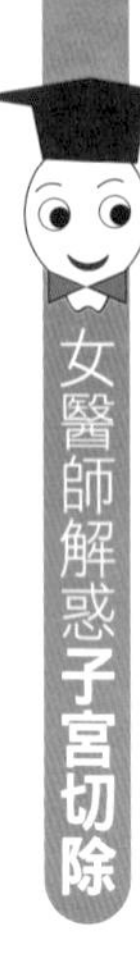

最常見的婦科良性腫瘤——子宮肌瘤

王女士是一名公車司機，今年43歲。7年前，在公司的體檢時發現了子宮肌瘤。當時她完全沒有任何症狀，醫生的意見是繼續觀察，不需要治療。

逐年檢查一次，王女士的子宮肌瘤從發現時的1個變成了4個，而且做超音波的醫生說，還可能有無法測量的小肌瘤。

近6個月，王女士出現月經過多，不僅持續時間長，而且出血量大，作為公車司機，這對她非常不便。近來，王女士經常覺得自己沒有力氣、健忘、心慌，總需要休息和睡眠。感覺到隨時都在疲勞駕駛，越來越難勝任這份工作，很擔心出現交通事故。

王女士入院檢查，血色素7.1克/升，只相當於正常人血色素的一半，已經達到中度貧血。婦產科醫生的檢查結果是，子宮如孕5個月大小，多發子宮肌瘤，部分凸向宮腔。

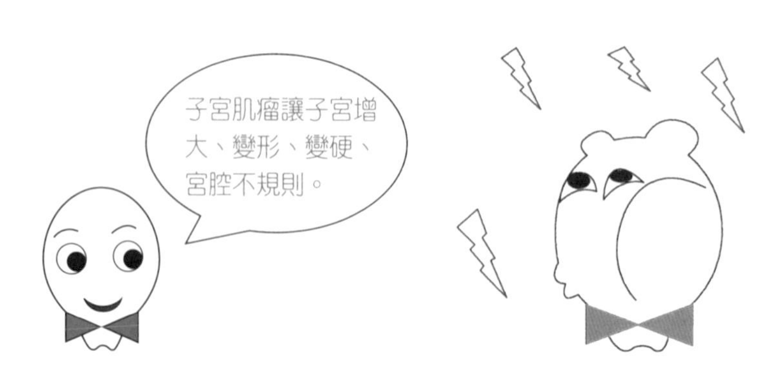

醫生交代，正是由於這些凸向子宮腔的肌瘤，讓子宮腔變得不規則，妨礙子宮收縮止血，現在已經達到了失血性貧血中度。建議行全子宮切除手術。

王女士接受了全子宮切除手術。術後她每月不再擔心長時間流血對工作造成的不便，也不用擔心大量出血導致的體力和精力不支。術後她堅持服用補血藥，血色素逐漸上升，恢復至正常範圍，再也沒有出現乏力、頭暈、心慌的症狀。

子宮肌瘤的症狀

子宮肌瘤是最常見的婦科腫瘤，也是接受子宮切除手術最多的疾病，占子宮切除術的30%以上。

子宮肌瘤是婦女生殖系統的良性腫瘤。子宮肌瘤能引起一系列盆腔症狀，出血、疼痛、尿頻、便秘、腹脹、腰酸、背痛、下肢痛等，還會導致不孕、子宮外孕、流產、早產、難產等產科問題。

異常出血

子宮肌瘤可能造成子宮異常出血，50%的子宮肌瘤患者有月經異常。

而這與肌瘤生長部位也有關：黏膜下肌瘤，超過90%以上能造成子宮出血量增多；肌壁間肌瘤有70%造成子宮出血增多，漿膜下肌瘤大多凸向腹腔，對黏膜影響較小，月經影響也較小，只有30%會造成子宮出血增多。

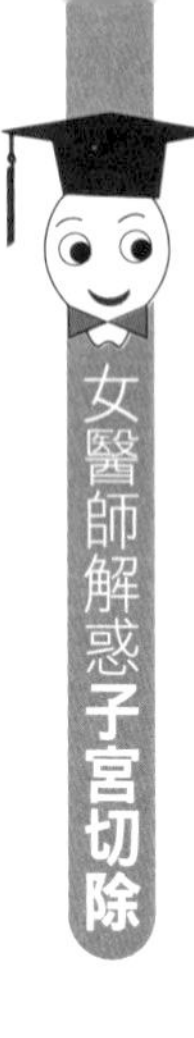

黏膜下肌瘤僅占子宮肌瘤的10%，對月經干擾最嚴重。肌瘤生長在子宮內膜下，造成子宮內膜面積增加，脫落不同步，宮腔變形，影響子宮收縮止血；所以造成月經多，經血中伴有血塊，經期長，有的患者甚至感覺到這一次月經跟下一次月經是連續的。

所以，子宮肌瘤雖然是良性疾病，但如果造成子宮出血過多，也可能導致失血性貧血，甚至失血性休克、死亡。

壓迫症狀

子宮肌瘤可能生長在子宮黏膜下、漿膜下、肌壁間、宮頸部位、闊韌帶間，或子宮血管、淋巴管內。可能單發，也可能多發，可以帶蒂。

子宮肌瘤有大有小，臨床上，一個子宮內有數十枚肌瘤很常見，一個肌瘤子宮重達3~5公斤也很常見。由於醫學的發展和超音波的普及，現在超過妊娠足月大小的子宮肌瘤已經很少見。

臨床上，醫生喜歡用「相當於妊娠月數」來形容子宮肌瘤大小。妊娠2個月，子宮如鴨蛋大小；妊娠3個月，子宮如鵝蛋大小；妊娠3個半月，子宮如拳頭大小，這個時候，在腹壁就可以摸到變大變硬的子宮了。

前面講過，骨盆腔是個相對狹小的空間，子宮肌瘤會造成婦女感覺滿脹、壓迫感。子宮前鄰膀胱尿道，後鄰直腸。因此，子宮前壁凸出會導致尿頻、尿失禁、排尿困難；後壁凸出會導致便秘；側壁凸出會壓迫同側下肢神經血管。這些都是子宮肌瘤的常見症狀。

不孕、流產和難產

同樣跟子宮肌瘤位置有關。如果漿膜下肌瘤或者肌壁間肌瘤向外生長，並不影響受孕，也能維持到妊娠足月；但黏膜下肌瘤或肌壁間肌瘤凸向宮腔者，對妊娠影響較大。

受精卵著床和生長對子宮的形狀和柔軟度要求很高，往往造成不能受孕或流產。黏膜下肌瘤容易造成子宮內膜不全脫落和感染，也是不孕和流產的重要原因。

宮頸或子宮下段肌瘤有可能機械性阻擋胎頭下降，造成難產。

子宮肌瘤的發病率和發病原因

患有子宮肌瘤的婦女，數量一定超乎讀者的想像。婦女達到30歲，有20%~25%發生子宮肌瘤；到了50歲，患有子宮肌瘤的比例上升到近50%。

只不過，大部分肌瘤比較小，生長緩慢，沒有任何症狀，只有25%的肌瘤患者是因為合併有各種症狀而就醫。其他婦女因為常規體檢發現子宮肌瘤，但以超音波的解析度，只能發現直徑1~2公分的肌瘤，更小的肌瘤不易發現，也少有臨床意義。通過屍檢，發現米粒大、黃豆大小的子宮肌瘤，比例更高。

子宮肌瘤的發病原因目前還不明確，但可以肯定的是，子宮肌瘤是激素依賴性腫瘤。雌激素的持續刺激讓子宮肌瘤生長，停經後雌激素減少，子宮肌瘤停止生長，並逐漸萎縮。

前文提到，孕激素是婦女的保護激素，能抑制和治療大部分婦科

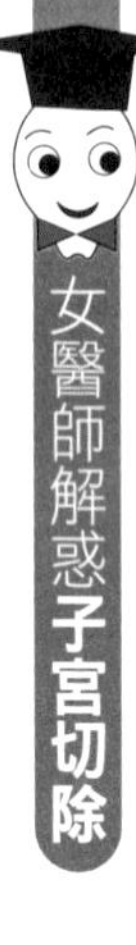

腫瘤，包括惡性腫瘤。但對子宮肌瘤請注意：孕激素也刺激子宮肌瘤生長，這可能跟孕激素刺激妊娠期子宮平滑肌生長的生理功能有關。

另外，還有很多生長因數與子宮肌瘤相關，它們與雌、孕激素共同作用。

到目前為止，子宮肌瘤的發生還是不能預防的。科學家試圖研究健康飲食、運動、減肥、規律足量睡眠、不吸煙等健康生活方式對子宮肌瘤的發生和增長之間的關係，但目前還都沒有定論。

子宮肌瘤的幾種變性和惡變

子宮肌瘤是一種良性腫瘤，除非引起失血性休克，否則它不會威脅生命。但幾乎每個子宮肌瘤患者都會問到：子宮肌瘤會不會惡變？

子宮肌瘤很少惡變，其惡變率不到1%，子宮肌瘤惡變後成為「子宮肉瘤」，而不是大家熟知的惡性腫瘤「癌」。這是為什麼？因為癌是專指上皮組織發生惡變後形成的腫瘤。而子宮肌瘤不是上皮組織，究其來源，屬於「間葉組織」，因此其惡變後形成「肉瘤」。類似情況如「骨肉瘤」和「小腸平滑肌肉瘤」。

子宮肌瘤還有幾種良性變性，可能由於肌瘤血供和營養不足而導致。

最常見的是「玻璃樣變」。子宮肌瘤的肌細胞結構消失，變成一片均質的物質。進一步壞死，形成「囊性變」，均質物質進一步液化或變成膠凍狀。其他少發的變性包括脂肪性變、鈣化。

有一位患者，妊娠5個月發生子宮肌瘤紅色變性，產生劇烈腹痛，保守治療無效的情況下，只能終止妊娠。在引產後，患者仍然腹痛劇烈，難以忍受，不能平臥，使用中樞性鎮痛藥嗎啡、哌替啶均不能鎮痛。無奈之下，在引產後數小時，子宮尚未復舊的情況下，急診行肌瘤核除術。雖然並不是所有的子宮肌瘤紅色變性都有如此嚴重的腹痛。但是，妊娠期發生子宮肌瘤變性的嚴重症狀，可以略窺一斑。

孕期和產褥期，子宮肌瘤容易發生一種特殊的變性——「紅色性變」，肌瘤內發生水腫、出血、微血栓、壞死。妊娠期間子宮肌瘤紅色性變會產生肌瘤迅速增大，壓痛，劇烈腹痛，體溫升高，伴有噁心嘔吐。如果肌瘤過大，其疼痛可能達到不能忍受的狀態。子宮肌瘤的變性導致診斷困難，容易跟婦科急腹症、生殖系統惡性腫瘤相混淆。

子宮肌瘤的治療

1.期待療法

期待療法主要針對：近停經的患者；肌瘤很小無症狀的患者；雖然肌瘤較大，也有一定程度的臨床症狀，但患者本身可以忍受並拒絕手術或藥物治療者。

對上述有期待療法適應症的患者採取每3~6個月回診1次。回診內容包括月經是否有改變、肌瘤大小及增長速度、是否出現其他臨床症狀或是否加重、有無繼發性貧血及嚴重度。如肌瘤增長迅速，出現壓迫、疼痛等症狀或出現較重的貧血者應停止期待療法，考慮其他積極的治療方法。

大部分期待療法患者終身不需要治療，即使接受手術的患者，也大多經歷過數月或數年的期待療法。期待療法對於減少「過度治療」所產生的副作用和併發症是合適的。

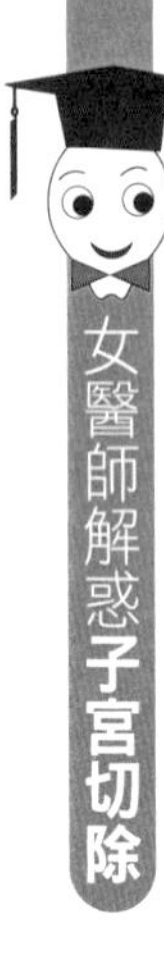

2.藥物治療

適用於：肌瘤合併不孕者、近停經年齡及全身情況不能手術者。對於子宮出血嚴重者、肌瘤過大手術有困難者可給予藥物治療，藥物可以造成閉經和肌瘤縮小，為手術創造條件。

由於子宮肌瘤屬於激素依賴性腫瘤，治療應用的藥物都是雌、孕激素抑制劑。常用藥物為促性腺激素釋放激素類似物（GnRHa）、孕激素拮抗劑米非司酮（RU486，它因為廣泛用於藥物流產而家喻戶曉）、三烯高諾酮、雌激素類似物三苯氧胺、雄激素類似物達那唑等。RU486與GnRHa均可作為治療子宮肌瘤的首選藥物。這些藥物均有一定療效，平均治療6個月能令肌瘤體積縮小，子宮流血減少，相關症狀顯著改善。

但藥物治療的副作用也是不容忽視的。由於藥物治療的原理是對抗雌、孕激素，服藥後會出現閉經、潮熱、出汗等類似停經期症狀，尚有無症狀的鈣流失導致骨質疏鬆、高脂血症、肝功能損傷等。

3.手術治療

●子宮肌瘤核除術

適用於患者無子女或者有子女但年輕，希望保留生育能力者。由於婦女婚育年齡推遲，要求保留生育能力，選擇子宮肌瘤核除的患者越來越多。

據文獻報告，肌瘤剔除術後妊娠率為40%~70%。術後子宮瘢痕在妊娠中破裂的機率只占1%，說明肌瘤核除術對生育有益，但患者術後避孕1年方可允許受孕。

常規手術是開腹核除子宮肌瘤，但腹腔鏡手術越來越顯示出其優勢：微創術後粘連少，術後疼痛輕，無瘢痕，心理負擔小，因此格外受到年輕患者的歡迎。

腹腔鏡下子宮肌瘤核除術，適用於漿膜下和肌壁間肌瘤。宮腔鏡下子宮肌瘤核除術適用於黏膜下肌瘤。稍大的肌瘤可以通過粉碎器切成細條狀取出。如果出血多，止血困難，縫合困難，隨時可能改為開腹手術。子宮肌瘤核除後，仍會復發。但究竟是新生的肌瘤，還是手術遺漏下的小肌瘤繼續生長，兩者無法分辨，術後超過5年，有1/2患者復發。

●次全子宮切除術

子宮次全切除術適用於無生育需求者。子宮黏膜下肌瘤；多發性子宮肌瘤；子宮大於孕12周；月經過多伴有失血性貧血；肌瘤生長較快；有膀胱、直腸、下肢壓迫症狀；藥物或肌瘤核除的保守治療失敗或復發。患者年齡小於40歲，要求保留宮頸。

此手術方式與子宮全切術比較，術式相對簡單，手術時間短、術中併發症少，對膀胱功能影響小；保留了完整的宮頸和陰道，對婦女的心理影響小。但有發生宮頸殘端癌的可能性，宮頸殘端癌的發病率各地報導不同，在0.2%~1%之間。因此，術後要按常規宮頸防癌篩查，行細胞學檢查及必要時做宮頸活檢與宮頸管內膜病理活檢，以防宮頸癌發生。

●全子宮切除術

手術指徵與子宮次全切除相同，但是年齡大於40歲者，應做全子宮切除術；如果子宮已經大於6個月妊娠，不論年齡應做子宮全切。

臨床上，全子宮切除術與次全子宮切除術的比例為（3~4）：1，子宮全切為常規手術。對於不能堅持回診檢測宮頸情況的患者，以子宮全切為宜。

●介入治療

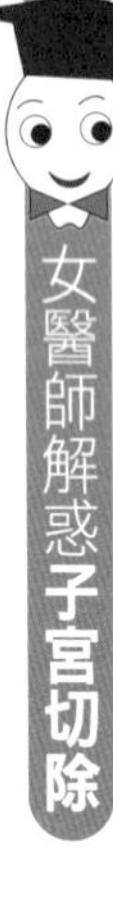

對於不想生育，懼怕切除手術風險，又有症狀的子宮平滑肌瘤，是介入治療的適應症。

介入療法是將微粒注入子宮動脈引起栓塞，阻斷子宮肌瘤的血液供應，使肌瘤因缺血、壞死，達到治療目的，又稱子宮動脈栓塞術。隨著介入放射學的不斷發展，介入治療子宮肌瘤，由於創傷小、療效明顯，越來越引起廣大婦產科醫師的重視。

一般來說，子宮肌瘤體積較大充塞盆腔，臨床壓迫症狀明顯者；子宮體積增大達到懷孕3個月大小；月經量增多顯著以至出現繼發性貧血者；手術禁忌或不願行手術者，均可行介入治療。

尚未生育的患者不適用介入治療，因一旦出現子宮感染或大面積缺血梗死等情況，可導致失去子宮。

漿膜下肌瘤在介入治療後容易發生壞死脫落和漿膜感染；不能取得病理標本，排除肌瘤惡變；術後肌瘤壞死導致發熱、腹疼劇烈是介入治療的缺點，也是限制介入治療廣泛應用於子宮肌瘤治療的因素。

●射頻自凝刀和超聲刀

子宮肌瘤是婦女常見病，醫療工作者一直在孜孜不倦地尋求對子宮損傷小又能破壞肌瘤組織、不需要長期服藥，又能避免手術創傷的治療方法。自凝刀和超聲刀滿足了這幾個要求，現在已成為一些醫院的特色治療。

用電流深入肌瘤內部或以超聲波束聚焦於肌瘤瘤核，直接將腫瘤細胞蛋白質凝固壞死，已用於臨床實務。實驗證明，腫瘤細胞致死溫度的臨界點在42.5~43℃，人體正常組織細胞可耐受的溫度極限在45℃。這兩種治療方法能讓腫瘤壞死，對周圍組織影響小。

此法適用於直徑小於5公分、少於3個肌瘤的情況。自凝刀和超聲刀可能安全地破壞肌瘤，讓肌瘤不再生長，術後月經減少，壓迫症狀緩解。但這種療法也面臨幾個問題：壞死的肌瘤仍留在子宮內，吸收緩慢，術後容易發生長時間的持續低燒；術後，原來肌瘤部位變為囊狀包裹的大量豆渣樣壞死物質，如果再有宮腔操作或妊娠，易產生子宮穿孔、破裂，因此不宜用於未孕、年輕有生育需求的患者。無法得到病理標本，無法確定腫瘤的病理性質，也是該療法的一個弊病。

綜上所述，對於無症狀的子宮肌瘤，大部分採取期待療法，定期觀察。對於症狀比較嚴重，如貧血、不孕、壓迫，肌瘤體積大、生長快，但有生育需求的婦女，採取藥物治療，或肌瘤核除治療。對於無生育需求的婦女，如果肌瘤導致較嚴重的症狀，年輕患者可以行次全子宮切除術，年齡較大的婦女行全子宮切除術。對於有手術指徵、無生育需求、懼怕或不適合手術的患者，可以採取介入治療和破壞肌瘤的超聲刀、自凝刀治療。

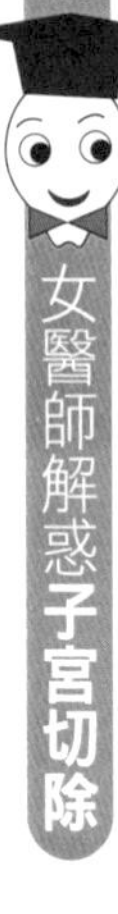

良性病，惡性行為——盆腔子宮內膜異位症

47歲的孫女士，在凌晨由家人陪同來到了婦產科急診，原因是實在無法忍受下腹部疼痛。孫女士身材消瘦，痛苦面容，屈曲體位，不斷呻吟，要求立刻手術解決她的痛苦。

查體發現，孫女士整個盆腔壓痛，雙附件區增厚，可觸及包塊，活動差，子宮觸痛，宮頸舉擺痛，盆底觸痛大量結節，有少量陰道流血。

孫女士自述，痛經和慢性下腹痛，病程已經10年，逐年加重，雙側卵巢巧克力囊腫，一直復查監測。她對自己的病情很瞭解，也已經跟醫生溝通過治療方案，但一直要求保守治療。近幾天，月經前，她感到腹痛難忍，已經無法工作，不能休息，不能入睡。

孫女士要求夜晚急診手術解決她的腹痛問題。但通過觀察，沒有腹腔內出血及其他急診手術指徵，遂給予補液，預防感染，止痛藥物，第二天白天進行手術。術中發現，孫女士子宮表面漿膜缺失，盆腔廣泛粘

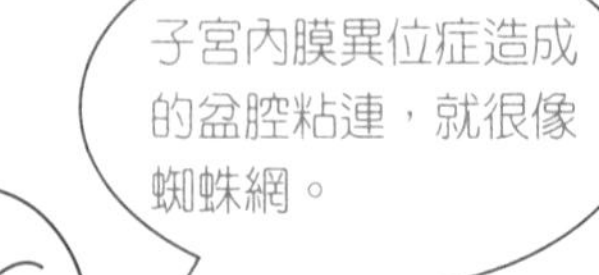

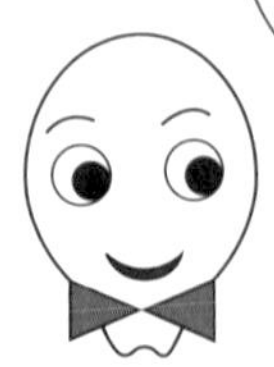

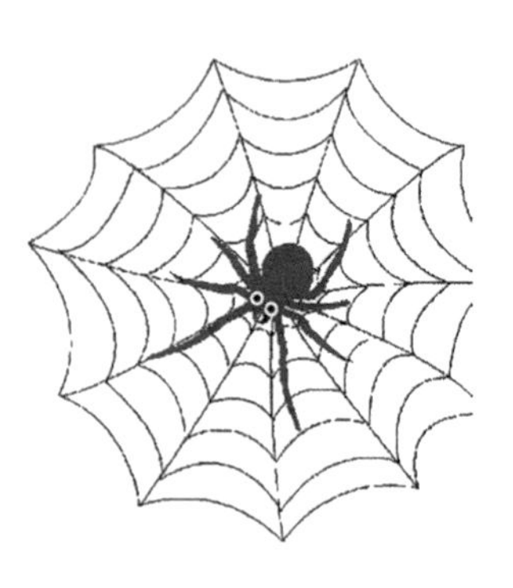

連，雙側附件嚴重包裹積水，陳舊性出血點隨處可見。雙側卵巢包裹黏稠暗血，盆底大量紫藍色結節。

遂行全子宮雙附件切除術、盆腔粘連鬆解術、盆腔異位結節清除術，術後給予雌、孕激素替代治療。術後3個月復查，孫女士恢復良好，術後腹痛消失，睡眠情況改善，精力較以前充沛，生活品質較術前提高。

子宮內膜異位症是婦女常見病，發病率5%~15%；是子宮切除的第二大病因，占子宮切除的近20%。

子宮內膜異位症的病因

前文提到，子宮內膜週期性的「增生-分泌-脫落」，形成了育齡期女性的特定生理活動——月經。如果子宮內膜「種植」在子宮腔外的其他部位，甚至種植在距離盆腔婦女生殖器官很遠的臟器，就稱作子宮內膜異位症。

這種疾病導致異位的內膜種植部位出現嚴重炎症、粘連、瘢痕化和其他表現，最典型的表現就是盆腔疼痛。這是一種育齡期婦女的疾病，停經後，子宮內膜失去了種植和生長的能力，逐漸自癒。

子宮內膜為什麼會「種植」到子宮腔外，原因尚不完全明確。最初的看法是月經血連同子宮內膜碎片隨著輸卵管開口逆流入腹腔，也隨著血管和淋巴管播散到身體其他臟器。但這只是原因之一，因為90%婦女在月經期都會發生經血和內膜碎片的逆流，只有少數婦女罹患子宮內膜異位症。因此，體質學說和免疫學說能更好地解釋這種疾病。

特殊體質的婦女，其子宮內膜碎片更加容易在子宮腔外種植並週期性生長。這種體質源於遺傳基因，子宮內膜異位症呈現家族高發，也

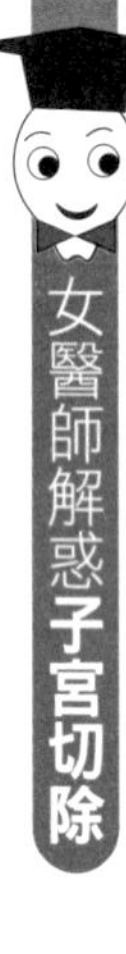

驗證了「體質學說」。類似的體質學說還表現在結石等疾病上，例如特殊體質的人群，在同樣飲食和生活習慣下，容易發生膽結石或泌尿系統結石。

還有一個重要的原因：人體本來有免疫功能監督異位的子宮內膜，並及時清除它們。但由於一些原因造成的免疫力下降，使得異位的內膜沒有被及時清除，就種植了下來。這些因素包括精神緊張、過度勞累、壓力過大、缺少運動等。

症狀

子宮內膜異位症開始的主要症狀是漸進性痛經，隨著病情發展，逐漸發展為月經前數天就開始疼痛，進一步發展為持續性慢性盆腔疼痛、性交痛、腸蠕動痛等。

●**月經不調、經量增多：**由於異位灶破壞卵巢組織，影響卵巢功能。

●**不孕：**子宮內膜異位症患者近1/2不孕，其原因主要是異位灶影響輸卵管功能。盆腔粘連導致輸卵管傘閉鎖、積水、失去自由活動能力，無法「拾卵」和輸送受精卵進入子宮腔。

嚴重的子宮內膜異位症不僅累及婦女生殖系統，也表現為腹瀉、腸蠕動疼痛、腰背痛，容易被誤診為其他系統疾病。

疾病特點

子宮內膜異位症的症狀主要受雌激素影響。如前所言，雌激素每月促進子宮腔內的子宮內膜增生，它也同樣促進子宮腔外的子宮內膜增生。子宮內膜是雌激素最重要的靶器官。每個月經週期，子宮腔內的內膜受到雌激素的刺激增生，為了受精卵著床做準備。

異位的子宮內膜，像一個個「孤島」分散在盆、腹腔、漿膜或臟器表面，但它們也同樣接收到了血液中的雌、孕激素，每月發生增生和分泌。然而，子宮腔內的內膜到了激素水準下降時就全部脫落形成月經，這些異位的內膜的出血卻無法經陰道流出體外，它們在體內出血，這種出血刺激腹膜產生持續性疼痛，然後腹膜包裹吸收這些出血，形成機化包裹粘連。下一個月經週期，仍然有這樣的週期性出血，隨著病程延長而逐漸加重炎性包裹粘連，臟器粘連，漿膜缺失。

子宮內膜異位灶形成的囊腫，又有一個名字叫做「巧克力囊腫」，因為包裹的濃縮血液類似濃稠的液體巧克力。巧克力囊腫好發於輸卵管傘端和卵巢，侵犯卵巢，造成排卵障礙和內分泌障礙。因此，子宮內膜異位症也常伴有不排卵和月經不調。

正常的人體，臟器都有光滑的漿膜表面，臟器都有一定的自由度。但子宮內膜異位症患者，手術中可見整個盆腔漿膜破壞、滲出、包裹、機化，各種手術器械完全無從下手，分解粘連暴露新的創面，陳舊性出血灶隨處可見。

子宮內膜異位症常被形容為「良性疾病，惡性行為」。侵犯鄰近臟器，遠端轉移，復發，這些行為都類似惡性腫瘤。但子宮內膜異位灶沒有癌細胞，它只是一種以出血為特徵的良性病變。

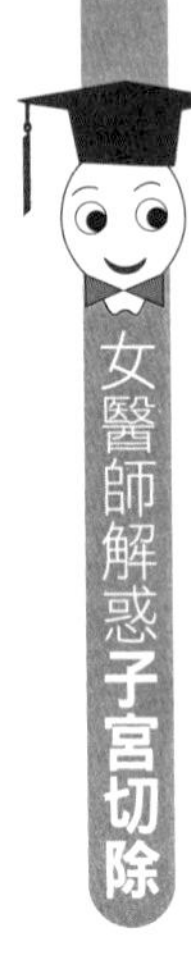

治療

子宮內膜異位症的侵及範圍和嚴重程度不同，患者的年齡不同，對生育需求不同，可採取的治療方案也不同。

●止痛治療

患者最常見症狀為疼痛，最基本的訴求就是解決疼痛。對乙醯氨基酚、腸溶阿司匹林和其他非甾體抗炎藥都有效果。但止痛藥只是緩解症狀，並不能針對病因治療。所以，即使止痛藥非常有效，也要定期到醫院復查疾病進展情況。

●假孕療法

孕激素能讓子宮內膜成熟、萎縮，能夠減少炎症反應和減輕粘連。口服安宮黃體酮（醋酸甲羥孕酮）、甲地孕酮、諾塞甾酮或者肌肉注射甲羥孕酮，這幾種藥都直接作用於子宮內膜，令其萎縮、壞死，進而被清除。這是一種「假孕療法」。

假孕療法療程6~12個月，超過這個時間沒有更多的意義。假孕療法不適合超過2公分的異位灶，而且只能緩解不能根治。由於藥物不能消除陳舊性粘連，所以對不孕的患者，提高受孕率的幫助並不顯著。

●假停經療法

促性腺激素釋放激素激動劑（GnRHa）和雄激素類似物達那唑，它們能在中樞水平抑制卵巢分泌雌激素，引起閉經，稱為假停經療法。

目前看來，假停經療法有效率高、見效快、治療後妊娠率提高，這些方面都優於假孕療法。預計假停經療法有更廣泛應用的前途，但是由於開展時間尚短，遠期的作用、副作用還在觀察研究中。

●腹腔鏡手術

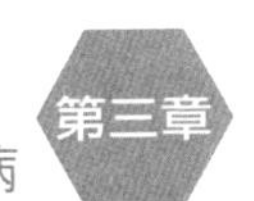

腹腔鏡是子宮內膜異位症首選的手術方式，能同時起到診斷、分期、評估、治療的作用。腹腔鏡能夠全面觀察整個盆腔、腹腔情況；根據異位灶播散和種植的範圍、深度、大小，進行量化分期。腹腔鏡下可以剝除卵巢的巧克力囊腫，清除盆底、臟器表面異位灶，鬆解粘連，輸卵管剝離和造口。

對於粘連特別嚴重的情況，約占5%患者，腹腔鏡嚴重受限，無法進行觀察和手術操作，要改為開腹手術。

●子宮切除術

子宮內膜異位症的復發，合併子宮腺肌病，無生育需求，近停經期的婦女，採取子宮切除術能避免新的子宮內膜種植在子宮腔外。術中同時剝除卵巢巧克力囊腫，清除盆腔子宮內膜異位灶，年輕患者應保留較好的一側卵巢。術後仍然要配合藥物治療6個月，是目前廣泛採取的方案。

●全子宮雙附件切除術

子宮內膜異位症的根治手術，只適用於45歲以上、盆腔粘連嚴重的患者。但對於情況特別嚴重的患者，病變特別深且廣泛累及臟器的患者，其他所有治療方法無效的，即使年輕也有「不得已」採取根治術者。術後6個月後，給予激素替代治療，預防骨質疏鬆和心血管疾病，但是不宜過早，避免復發。

令人頭痛的復發問題

子宮內膜異位症的復發率因治療方案不同而異。

藥物治療結束後，每年有5%~10%的患者復發，超過5年，有逾

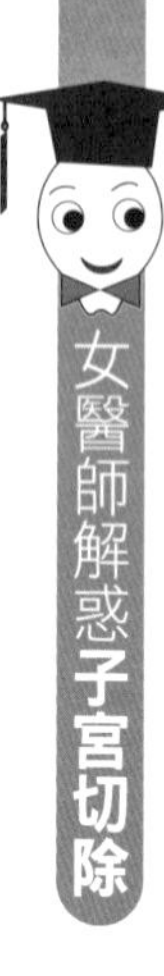

1/2的患者復發。

保留子宮和部分卵巢的手術，即巧克力囊腫剝除加盆腔異位症清除術，術後5年復發率20%，術後7年復發率為1/3。

子宮切除可以大幅度降低復發率，保留部分卵巢者，術後復發率5%。一般認為，全子宮雙附件切除是子宮內膜異位症的根治手術，但如果術後接受雌激素替代治療者，也有10%患者重新出現腹痛症狀。

根治術後不接受雌激素替代治療的患者無復發，說明子宮內膜異位症的復發與雌激素密切相關。但子宮內膜異位症高發於30~45歲，這個階段的婦女，雌激素對生理功能非常重要。不能因為懼怕復發就過度採取根治手術。

復發治療與初診治療基本相同，可以選擇藥物或手術，腹腔鏡手術仍然是首選的治療方案。

子宮腺肌病

子宮腺肌病是一種特殊的子宮內膜異位症，子宮內膜進入子宮肌層浸潤和彌漫性生長，伴隨子宮平滑肌細胞受刺激後的肥大和增生。約有30%的子宮腺肌病與盆腔子宮內膜異位症同時存在，約1/2患者合併有子宮肌瘤。

其週期性的病理變化與盆腔子宮內膜異位灶相同：小的內膜灶在子宮平滑肌內形成「小島」，每個月增生-分泌-微量流血，產生痛經和子宮增大、質硬。症狀為子宮異常出血和漸進性痛經，往往在月經前一周開始出現下腹痛。

治療方案大體與子宮內膜異位症類似，可服用藥物令內膜萎縮，達到治療目的。可以行子宮內膜切除術，同時破壞淺肌層病灶，此手術在宮腔鏡下更加準確到位。如果子宮腺肌症的病灶局限為腺肌瘤，可以單獨行腺肌瘤核除術，保留子宮。對於年齡大、症狀嚴重、藥物治療無效的患者，可以行子宮切除手術，一般不保留宮頸，卵巢是否保留，視具體情況而定。

新型的含孕激素避孕環，孕激素能緩慢釋放，局部作用於子宮，能減少出血和腹痛，需要5年更換一次。適合育齡期、希望保留生育能力的患者。

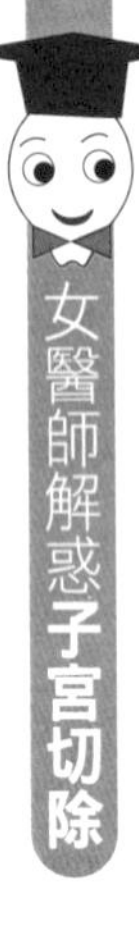

月經失調煩惱多——功能失調性子宮出血

正常子宮出血即月經，週期為24~35天，經量為20~60ml，不超過80ml，經期2~7天。凡不符合上述標準的均屬於異常子宮出血。

功能失調性子宮出血（簡稱「功血」，俗稱「血崩」），是異常子宮出血，但沒有找到器質性疾病。它的定義實質是中樞神經系統下丘腦-垂體-卵巢軸神經內分泌調控異常，或者是子宮內膜局部調控的異常。我國臨床所見到的功血，80%都是無排卵型的，多見於青春期、停經過渡期；20%為排卵型，多見於育齡期。

功血是常見的婦科病，但是請注意：功血治療以內分泌治療為主。子宮切除手術並不經常用於功血治療，只有內分泌治療方案失敗的「難治性功血」，才採取子宮切除手術。

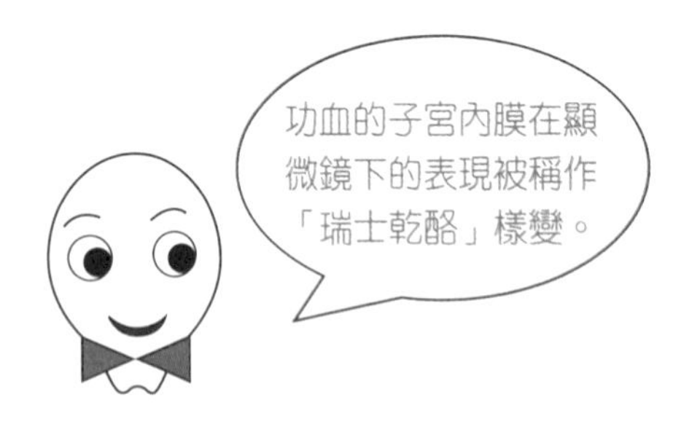

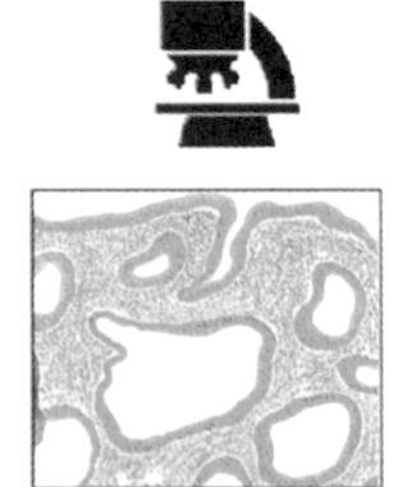

功血的診斷不能輕易下

李醫生在鎮上開了一家診所，已經30年，開展中西醫結合治療各種鄉村常見病、多發病。對於婦女病，調經止帶也頗有心得，在當地很有口碑。有一名月經量多、經期長、不規則出血的婦女，近2年經常在李醫生的診所治療。由於地處偏僻，輔助設備比較少，李醫生根據經驗為她開調經、止血的藥物。每次吃過藥就好一些，經量減少，過一段時間又開始增多。後來，婦女的親屬帶她到大城市的醫院檢查，結果是子宮內膜癌，已經達到晚期。

功血診斷首先要排除其他病變，不能用其他疾病解釋的異常子宮出血才是功血；有任何能導致子宮異常出血的其他疾病，就不能診斷為功血。

需要排除的疾病首先是鄰近臟器出血，如痔瘡、血尿等。

其次是全身器質性疾病：血液病、內分泌病，如甲狀腺、腎上腺皮質功能異常、肝病、腎衰等都會影響凝血功能、系統性紅斑狼瘡。

最後排除生殖系統疾病：妊娠併發症如流產、宮外孕、葡萄胎等，子宮肌瘤、宮頸癌、宮體內膜癌或肉瘤、絨癌，卵巢性索間質瘤、輸卵管癌、宮頸或子宮內膜炎、子宮肌腺症、子宮內膜異位症、子宮內膜息肉、生殖道創傷、異物、子宮動靜脈瘺、子宮內膜血管瘤等。

排除了所有導致月經不正常的其他疾病，才能診斷為功血，不可不慎。

青春期功血

高中生凡凡，16歲，因「陰道出血1個月，頭暈1周」入院。1個月前行經開始陰道出血，量較多，持續不斷，1周前出現頭暈、噁心、乏力，不能上學。自14歲初潮起，月經週期20~40天，持續7~10天，量較多，無痛經。否認性生活史。查超音波無異常，子宮內膜厚1公分。血常規：血

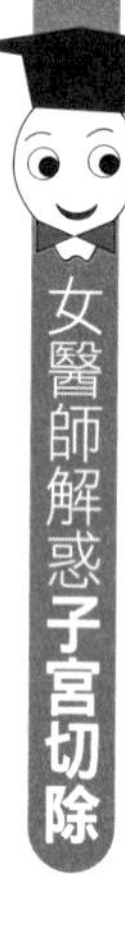

色素8g/dL。

診斷：青春期功血，失血性貧血。

青春期女性初潮後，平均要經過4.2年才能建立穩定的月經週期調控。如果受到過度勞累、應激性刺激，或肥胖、胰島素抵抗等遺傳因素的影響，排卵功能遲遲不能建立，可引起功血。

青春期功血的治療原則：止血，調節週期。

此病例為青春期功血合併貧血的患者，適用激素內膜生長法。此法的止血原理為大劑量的合成雌、孕激素製劑，通過抑制垂體分泌促性腺激素，進而抑制卵巢分泌雌激素，內源性雌激素的降低，使子宮內膜萎縮達到出血迅速減少或停止。同時有個較長的減量維持時間，用來進行有效的補血治療。

雌、孕激素合劑就是臨床上最常用的避孕藥，避孕藥往往讓青春期家長很難接受。因此，一定要說明不論避孕還是調經，都是採用人體自身的激素或類似物的配方，用於矯正體內的內分泌激素失調。對於已經貧血的功血患者，使用時應該先足量，後逐漸減量，有個較長時間的維持量。

育齡期功血

吳小姐，28歲，無孕產史，結婚5年未孕，月經不規則5年。陰道出血1個多月不止。既往月經5~7天/30~40天，婚後月經不規則10+天/10~20天，中藥治療效果不明顯，曾行人工週期3個月，服藥期間月經正常，停藥後又不規律。預期月經前5天行診刮，結果為：增生期內膜。超音波：子宮附件正常。血色素正常。

診斷：功血（無排卵性），原發不孕。

育齡期婦女常見兩種無排卵的功血，一種可能是暫時性的無排卵，由短時的刺激產生，比如勞累、應激、流產、手術或疾病等，引起短時間的無排卵。另外，也有一些是由於長期的因素，譬如肥胖、胰島素抵抗、高垂體泌乳素等而引起持續的無排卵。

育齡期無排卵性功血治療原則：止血，調經，助孕。

適合這位患者的治療方案是：促排卵法。

促排卵法適用於育齡期功血尤其不孕患者，最常用的促排卵藥物氯米芬。它通過抑制內源性雌激素對下丘腦的負反饋，誘導促性腺激素釋放激素的釋放而誘發排卵，適用於體內有一定水平雌激素的功血患者。於月經第5天起，從小劑量開始，連續5天。若排卵失敗，可重複用藥，氯米芬劑量逐漸增量。若內源性雌激素不足，可配伍少量雌激素。一般連用3個月，不宜長期應用，以免發生卵巢過度刺激綜合症或引起多胎妊娠。

排卵效應多發生在停藥後10天左右，治療期間患者應做好基礎體溫的監測，也可以用排卵試紙，指導同房。排卵率可達70%~80%，妊娠率可達到半數。使用氯米芬後仍無排卵者，可於週期中期注射人絨毛膜促性腺激素（HCG）1~2天，以加強卵泡發育和誘發排卵，促使正常黃體形成，提高排卵率和受孕率。

育齡期婦女另一種常見的功血是有排卵功血，其發生原因是黃體功能異常。常見兩種類型：黃體功能不足和子宮內膜不規則脫落。症狀表現為月經週期縮短，經期延長，出血多，或經間出血等。雙相體溫，月經後半期孕激素升高，內膜活檢為分泌期，可以確診。

治療方案：促卵泡發育法；促月經中期LH峰形成法；黃體功能刺激法；黃體功能替代療法。幾種方案的具體用藥模式各種教材都有詳

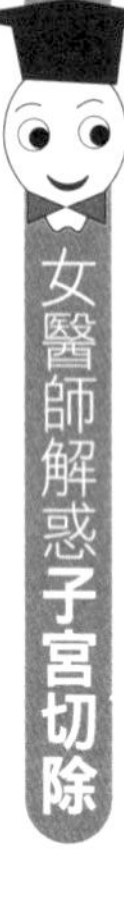

述，在此不贅述。

更年期婦女功血

已經抱上孫子的趙女士，今年48歲，生育過2個子女，年輕時月經規律，近6個月月經週期縮短，經量增多，來醫院的原因是月經淋漓不淨20餘天。測定性激素六項正常，血常規：中度貧血。盆腔超音波發現內膜厚1.2cm，雙側附件未見異常。診刮術後病理報告為子宮內膜單純性增生。

給予激素止血治療，但是趙女士對激素治療的反應不明顯，效果達不到預期的設想，大劑量孕激素只能減少流血，不能止血，而且減少藥量即發生出血增加。經輸血治療後，行全子宮切除手術。

診斷：更年期難治性功血。

停經過渡期由於卵泡儲備及對促性腺激素敏感性降低，或雌激素正回饋反應低。先出現黃體功能不足、不規則排卵，最終排卵停止。這種類型占所有功血患者的一半。

更年期功血治療原則：止血，調節週期，減少出血，預防癌變。

常用的治療方案：子宮內膜萎縮法。

更年期出血患者激素治療前要常規刮宮，行病理檢查，既能明確診斷，排除惡性疾病，又能迅速止血。

難治性功血

大部分功能失調性子宮出血經過內分泌治療就可以達到調經、止血的目的，但有一部分患者對激素不敏感，激素治療不能止血。這種情況要進行手術治療，可以選擇子宮內膜切除術和子宮切除手術。

子宮內膜切除術是用鐳射或熱球的方法破壞大部分或全部子宮內膜，達到淺肌層。術後，患者月經減少或者閉經，達到治療目的。不過，患者必須是無生育需求，且術前排除子宮內膜惡性病變者。術後回診5年內，有10%的患者仍需行子宮切除手術。

子宮切除術適用於患者年齡超過40歲、內分泌治療失敗的難治性功血，以及病理診斷為子宮內膜複雜型增生過長，或者子宮內膜不典型增生的情況，為預防內膜癌變，可行全子宮切除術。

功血的治療是婦產科的難點之一，也是全世界研究的熱點問題。目前的定義，功血必須沒有任何其他導致子宮異常出血的疾病，單純屬於女性內分泌系統功能紊亂。但有學者提出，功血患者的女性內分泌臟器下丘腦、垂體、卵巢、子宮也存在病變，而並非僅僅「功能失調」，只不過目前的解剖、病理和儀器尚不能發現這種病變。

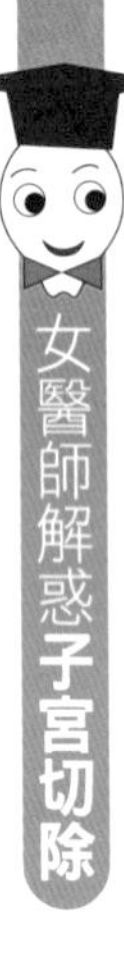

從正常位置掉下來——子宮脫垂

75歲的李老太太，年輕時生育過6個兒女，經常是領著大孩，背著小孩，肚子裡還懷著一個，生完孩子休息幾天就要洗衣做飯，打水澆菜園。

好不容易兒女大了，李老太太的身體卻出了毛病，尿不出來。明明尿已經很憋了，但是蹲在那裡就只能尿出幾滴。於是李老太太找到一個規律：這時候只要平躺下來一會兒，就能夠尿出來了，但還是經常有尿不淨的感覺。

兒女們要送老太太去醫院，老太太堅決不去。她認為人老了就是這樣，她母親晚年也是同樣排尿困難、尿不淨幾十年。讓她去醫院，尤其讓醫生檢查下身，她不願意。她說自己一輩子沒進過醫院，更不要做手術，在她身上動刀子、剪子。

又過了2年，李老太太不得不進醫院了，症狀是嘔吐，無力，水腫，呼吸困難。

內科醫生診斷為腎盂擴張，壓縮腎皮質，腎功能已經嚴重下降，而這些疾病的根源是老太太患有子宮脫垂，長期排尿不暢，尿滯留引起。經過內科治療，李老太太終於進入婦科手術室，成為當天接受婦科手術年齡最大的患者，採取陰式子宮全切加陰道前壁修補術。術後，李老太太又找到了年輕時排尿暢快的感覺。術後復查腎功能，也恢復了正常。

子宮脫垂是子宮從正常的位置，沿陰道下垂，甚至脫出陰道口以外。

發生子宮脫垂的原因

子宮脫垂最常見原因為產後過早進行體力勞動，這時候妊娠期拉長的韌帶尚未恢復未孕狀態，導致產後子宮下垂，脫離正常位置。與產褥期相比，哺乳期保健更容易被忽視，90%的子宮脫垂患者哺乳期超過2年。長期劇烈的運動，例如舉重；體力勞動，如搬運沉重物品，都能導致子宮脫垂。經測定，婦女在負重20公斤時，子宮位置尚屬正常；當負重40公斤，子宮位置要發生數公分的下移。其次是慢性咳嗽、便秘，長期加腹壓，導致子宮脫垂。

過度肥胖和過度消瘦的婦女，更容易發生子宮脫垂。營養差、發育不良的少女，有在20歲之前就發生子宮脫垂的病例。停經後，隨著年齡增長，人體組織老化，盆底的支撐作用減弱，也是造成子宮脫垂的原因。

子宮脫垂的疾病特點

子宮脫垂不影響月經，也不影響受孕和生育，受孕後隨著子宮增大，妊娠子宮可回歸腹腔。

輕度的子宮脫垂沒有明顯不適，在婦科檢查時發現。

重度的子宮脫垂由於部分或全部子宮脫出陰道口，站立及行走時的異物感和摩擦造成不便，長時間的摩擦宮頸黏膜，易造成破潰、出血、化膿等情況。

子宮脫垂後，陰道前後壁也常同時發生脫垂、膨出。陰道前壁膨出導致膀胱和尿道角度改變，導致尿失禁、尿殘留、排尿困難、尿路感

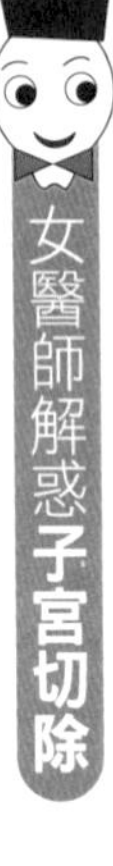

染。陰道後壁為直腸，直腸膨出導致排便困難。

怎樣治療子宮脫垂

子宮托是一種保守治療方法，通過一個喇叭花型的塑膠器械，將下垂的子宮托起。但是子宮托不能治療子宮脫垂，長時間放置有局部刺激和潰瘍感染的危險。只適用於身體衰弱不能接受手術，或短期放置，用於妊娠早期和產後。

手術有兩種方式：年輕的患者可採用主韌帶縮短，陰道前後壁修補，部分宮頸切除，這種術式以英國的一座城市命名：曼徹斯特手術。

對於年齡較大、無生育需求的患者，行陰式子宮全切加陰道前後壁修補術，是應用最廣泛的手術。由於子宮已經脫垂至陰道或陰道外，採陰式子宮切除，手術操作方便，創傷小，出血少，術後恢復快，疼痛輕。手術不僅切除了下垂的子宮，而且修復加強筋膜和陰道壁，改善排尿功能。

預防子宮脫垂的關鍵是：入院分娩，提高助產技術，產後盆底肌肉提拉訓練，產褥期避免進行體力勞動，哺乳期避免加腹壓，治療慢性加腹壓的疾病如咳嗽、便秘等。

没有過妊娠就不會有的病——滋養細胞腫瘤

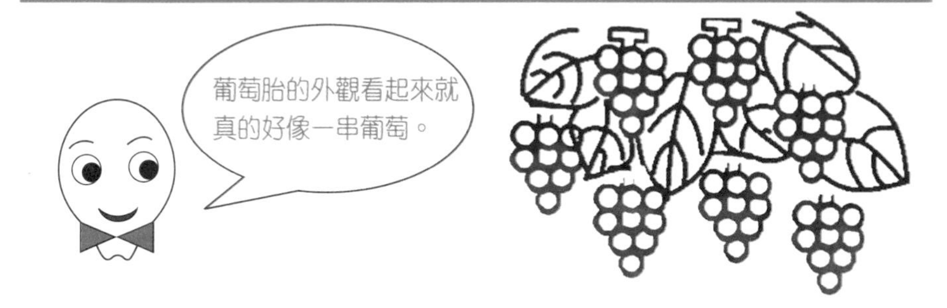

孕婦不能在葡萄架下坐嗎？

在中國很多地方的農村有這樣一個說法：新婚婦女和孕婦不能坐在葡萄架下，否則容易生葡萄胎。

葡萄胎的確是一種奇怪的疾病，孕婦停經和早孕反應跟正常產婦一樣，大部分早孕反應出現的還要比正常孕婦早一些。但是停經2個月起，開始出現不規則的陰道流血，而且在流血中混合著透明的葡萄粒樣的水泡，有時候是單個水泡，有時候水泡成串出現，與葡萄非常相似。妊娠期子宮增大比正常妊娠更早，如果不及時就醫，在妊娠4個月會發生大出血，排出大量葡萄粒樣的水泡，這個時候如果搶救不及時，孕婦會出現失血性休克，甚至死亡。

腦瘤和肺部腫瘤為何屬於婦科疾病？

39歲的患者王女士因為咳嗽、胸疼、咳血和呼吸困難入院。肺部檢查發現她的肺部有一團團圓球形棉球狀的陰影。由於患者同時有一過性腦缺血症狀，同時行腦部CT檢查，發現同樣的棉球狀陰影在腦中也有。

隨即對患者進行血液絨毛膜促性腺激素（HCG）檢查，發現這種妊娠期特有的激素水準升高到了妊娠2個月的水準。患者已經39歲，距離最後一次妊娠已經超過8年，為何會出現妊娠期特有的激素水準大幅度升高？

答案是殘留在患者體內的妊娠滋養細胞發生惡變，繼發為絨癌。

從葡萄胎，到侵蝕性葡萄胎，再到絨癌，都屬於妊娠滋養細胞疾病，是胚胎滋養細胞發生病理變化而導致的疾病。良性為葡萄胎，惡性為絨癌。介於兩者之間的稱為侵蝕性葡萄胎，由於侵蝕子宮肌層，亦有遠端轉移的行為，也歸為惡性疾病。

滋養細胞疾病的特點

前文已經講過：受精卵發育成胚泡，著床到子宮內膜，開始新生命的孕育。著床過程中，關鍵的步驟就是胚泡發育出滋養細胞，與母體交換氧氣和養料。所以說，正常的滋養細胞就是要「侵犯」入母體的，但是它們局限在子宮腔內，而且隨著妊娠終止而排出體外。

良性葡萄胎屬於滋養細胞增生，絨毛水腫，而形成一串串水泡狀的結構，局限在子宮腔內。中國婦女發病率大約平均1000次妊娠中有一次為葡萄胎。

侵蝕性葡萄胎的水泡狀結構跟葡萄胎類似，但它侵蝕入子宮肌層，甚至穿透子宮引起腹腔大出血，而且有4%發生身體遠端轉移到陰道、肺、腦。

絨癌則完全失去絨毛結構，完全沒有葡萄樣的水泡。它的特點是能夠繼發於任何形式的妊娠之後，如正常妊娠、流產、子宮外孕、葡萄胎。潛伏期可達10餘年。是一種高度惡性的腫瘤，可轉移到身體各處，在發現有效的聯合化療之前，絨癌死亡率90%，患者往往在轉移後6個月內死亡。

滋養細胞疾病發病原因

目前尚沒有研究出滋養細胞疾病確切的發病原因，營養假說、病毒感染和內分泌學說都不能完整解釋此類疾病。此病家族高發，葡萄胎患者的直系女親屬也同樣高發此病，說明此病與遺傳基因有關。

葡萄胎常見小於20歲或大於40歲的婦女。超過40歲的婦女，葡萄胎發生率大幅度上升，比40歲前的婦女發生率高7.5倍；超過45歲的婦女比40歲以前的婦女發病率高40倍，而且年齡越大，惡性滋養細胞疾病發病率越高，說明這種疾病與精子、卵子老化有關。

疾病診斷

葡萄胎有類似妊娠的閉經和嚴重的早孕反應，繼而出現陰道流血，血中可能帶水泡樣組織，流血時可有腹部脹痛，流血過多者可能致失血性休克。

侵蝕性葡萄胎和絨癌的症狀是陰道大量流血。侵蝕子宮漿膜或穿透子宮出現腹痛，轉移到陰道有陰道血腫，轉移到肺則出現咳血、胸悶，轉移到腦出現頭痛、嘔吐、偏癱、昏迷等。

通過影像學、超音波、CT，可判斷滋養細胞疾病侵及範圍。血液

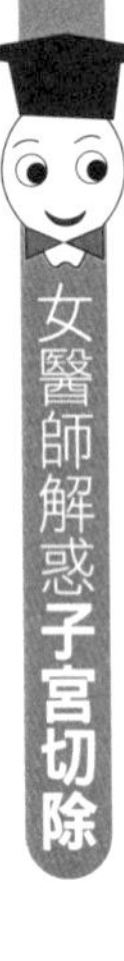

指標絨毛膜促性腺素（HCG）是此類疾病的特定標誌物，這個指標就是尿妊娠試紙測試的指標，也很好理解，尿妊娠試紙就是通過測試滋養細胞分泌的這項激素來判斷妊娠。

治療方案

葡萄胎的治療以清宮為主，清除宮內的水泡樣組織，術後一定要監測血HCG，如果需要進行再次清宮，則及時進行第二次清宮。

對於年齡超過40歲的患者，葡萄胎容易惡變，如無生育需求者，可以行預防性子宮切除，保留雙側卵巢。子宮小於孕14周大小的情況下，可以直接切除子宮治療。但子宮切除只能預防葡萄胎侵入子宮，並不能預防其他臟器的遠端轉移。因此，子宮切除後也要繼續監測HCG。

對於惡性葡萄胎和絨癌，治療方案以化療為主，手術為輔。

滋養細胞疾病對化療非常敏感，因為該病對婦女來說屬於「半異體移植」，滋養細胞的遺傳物質跟「胎兒」相同，一半來源於父系。因此，絨癌成為人體內第一個通過化療獲得根治的惡性腫瘤。

無轉移或低危轉移患者應用單一藥物化療；高危轉移和復發病例應用聯合化療。化療後，無轉移或低危轉移的患者生存率達到90%，死亡的10%病例為高危轉移，如腦轉移、腦疝，或對化療耐藥的患者。

子宮切除手術作為輔助治療，有去除原發灶、減少陰道出血、減少化療負荷的作用，可以縮短化療療程，減少化療用藥。對於無生育需求者，可以行全子宮切除手術，保留至少一側卵巢；對於強烈要求保留子宮的患者，如果子宮只有一個病灶，可以挖除病灶，縫合子宮其餘部分，保留生育能力。

預防滋養細胞疾病

滋養細胞疾病繼發於各種妊娠、流產、宮外孕、早產、足月產、葡萄胎。如果生育後能採取避孕措施，減少意外妊娠，至少減少一半滋養細胞疾病，也可減少滋養細胞疾病惡變。

葡萄胎容易發生於小於20歲和大於40歲的婦女，因此，再次提醒，不要過度推遲懷孕生子的年齡。

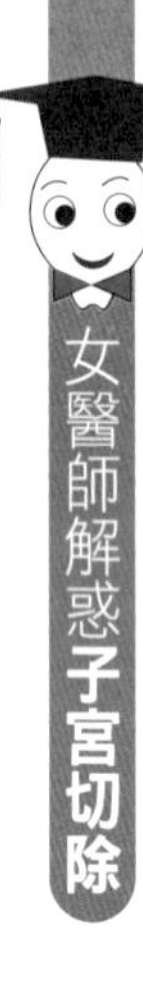

妊娠期間出現狀況——產科疾病

每一天，全世界1600名婦女死於妊娠相關疾病，其中1/3死於嚴重出血。

由於產科疾病而實施子宮切除手術，發生率約為1/1000；可能發生在妊娠期、剖腹產後，或者經陰道分娩後，而且不乏因為早孕期的人工流產而實施子宮切除的病例報導。與妊娠相關的子宮切除，絕大部分都是生命攸關的大出血，而且無法用保守方法控制出血。

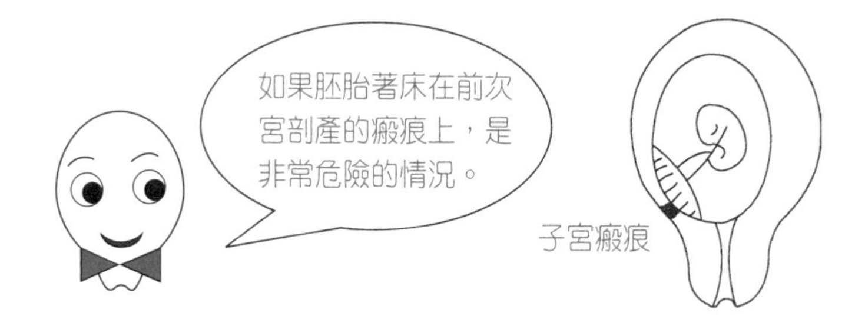

妊娠期間需要子宮切除的急症

第一個病例：特殊的宮外孕

A女士在停經40多天，出現了噁心嘔吐的早孕反應，她已經做過一次母親，因此知道自己又懷孕了。用試紙測試，果然是雙紅線。但這次懷孕總有右下腹脹痛的感覺，時輕時重，由於沒有異常的流血，她並沒有往宮外孕或流產方面考慮。

妊娠4個多月時，一次，A女士休息後，下床的瞬間突然倒地，昏迷不醒。緊急送往醫院，已經出現失血性休克的症狀，在輸血的條件下，緊急行剖腹探查手術。

她的妊娠囊位於右側宮角，已經完全破裂，胎兒發育如同4個月大小，孕囊完整。急診行次全子宮切除術，同時抗休克治療，才挽救了A女士的性命。

第二個病例：產後突發的昏迷

B女士7個月前剖腹產下一個健康寶寶，現正處於哺乳期。近1周，B女士自覺隱約下腹痛，頭暈乏力，由於哺乳，沒有吃藥，只喝了一些薑片紅糖水靜養。

一日早晨下床後，突然腹部劇痛，臉色蒼白，意識不清，被救護車緊急送往醫院。剖腹探查，腹腔內大量積血，子宮切口處破裂，相當於妊娠12周大的胚囊凸向腹腔。緊急輸血，手術清除胚囊。由於B女士的家屬強烈要求保留子宮，遂修補子宮裂口，囑B女士在術後嚴格避孕2年。

妊娠中期的宮角妊娠，子宮瘢痕妊娠（子宮肌瘤核除後瘢痕或剖腹產後瘢痕），都能引起妊娠期子宮破裂。

宮角妊娠

宮角妊娠又稱輸卵管間質部妊娠，在異位妊娠中比較少見。與常見的輸卵管壺腹部妊娠不同，子宮角部有肌層包繞，血供豐富，因此破裂時間較晚。但宮角部位妊娠局限在一側，生長受限，不可能維持到妊娠足月，大多數在妊娠16~18周發生破裂，一旦發生破裂，出血迅猛，短時間內就能導致孕婦死亡。

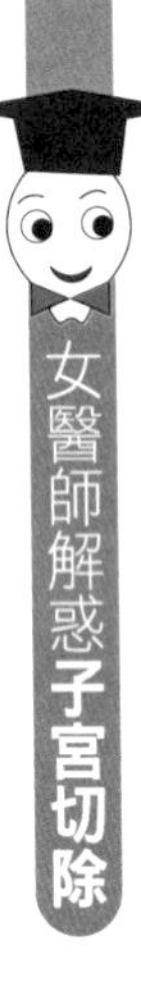

宮角妊娠唯一的治療方法就是連同孕囊和妊娠的部分子宮一起切除。需要保留生育能力的患者，要縫合其餘部分的子宮。如果已經發生破裂，往往破口不規則，裂傷範圍大，縫合難度高。且因部分子宮切除後，宮腔不規則，遺留宮體部瘢痕，再次妊娠易發生流產、子宮破裂、瘢痕處妊娠。因此，僅限於年輕患者，而且要叮囑患者術後子宮切口癒合期間嚴格避孕，再次懷孕要在醫生嚴密監護下才行。

凶險位置的前置胎盤

指胎盤附著於子宮下段的前次剖腹產切口瘢痕處。由於前次剖腹產瘢痕的形成和內膜損傷，這種情況同時具有前置胎盤、胎盤植入穿透、子宮瘢痕破裂三種嚴重產科疾病的風險，在妊娠過程中就會出現難以控制的、致命的大出血。前次剖腹產的產婦比前次順產的產婦，再妊娠發生植入胎盤的可能性高40倍。

早孕或妊娠中期發現胎盤位於子宮前壁下段，不可以直接終止妊娠，要先行化療殺胚令胎盤壞死。無生育需求者，直接切除子宮。有生育需求者，待化療或子宮動脈栓塞後，小心清除妊娠物，如出血不止，開腹手術，切除部分子宮，縫合其餘部分。如妊娠晚期發現，必須在備血的條件下手術，同時做好搶救新生兒和子宮切除的準備。

產婦死亡的情況多發生於忽略性的凶險位置前置胎盤，孕婦沒有正規的產前檢查，在基層醫療單位分娩。在此提醒所有接受過剖腹產手術或子宮肌瘤核除手術的產婦，要在有一定技術條件的醫療單位進行孕檢和分娩。

分娩期需要子宮切除的急症

病例：手術中被切除的單角子宮

一位24歲的年輕產婦，因為罕見的「胎兒斜位」行剖腹產術，這位產婦先天性單角子宮，子宮縱軸傾斜，胎兒頭部位於右肋下，而臀部位於左髂窩，這種情況不能經陰道分娩。

擇期行剖腹產術，術中順利助娩一個健康寶寶，但是胎盤娩出後，產婦立即發生難以控制的大出血，因為單角子宮的角部在胎盤娩出後變得菲薄，肌纖維過度伸拉，而且子宮角部形狀不規則，無法達到有效收縮，短時間內出血即達到1500毫升。

緊急結紮子宮動脈上行支，「大8字」縫紮宮角部壓迫止血，均未奏效，產婦出現稀釋性凝血障礙，子宮切口及陰道均流出大量不凝血。保守治療失敗，在緊急輸入新鮮紅血球、血漿及凝血物質同時，行次全子宮切除術。

術後的子宮標本請患者家屬過目，清晰可見子宮畸形，宮角部異常薄弱柔軟，患者及家屬雖然無奈但均表示理解。

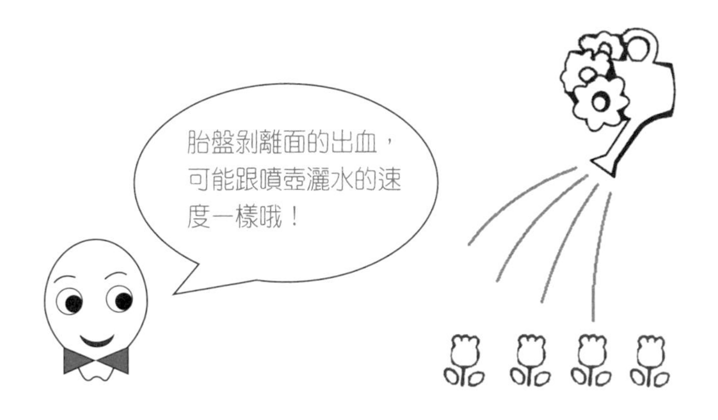

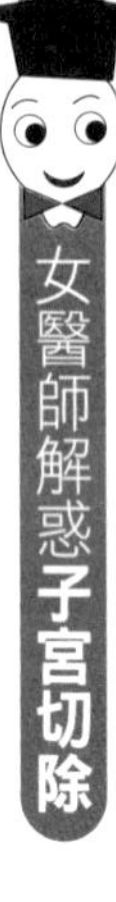

在古代，宮頸、宮角妊娠，梗阻性難產，子宮破裂，胎盤植入，子宮收縮乏力，凝血障礙，這些情況下，出現難以控制的產後出血，產婦就只有死路一條。因此，古代對生育的看法就是：產婦一腳在陽間，一腳已經在陰間。現代產科技術已經讓孕產婦死亡率大幅下降，目前的孕產婦死亡率僅是100年前的1%。

所有正常順利地生產，也會有一定量的陰道出血，自限性，80%的出血量在24小時內，之後少量出血持續至產後1~2周。這是因為胎盤從子宮壁上剝離後，在剝離面有大量暴露的血管和靜脈竇，使血液從母體循環系統流出體外。子宮依靠其特有的縱橫交叉三層平滑肌，不斷縮複，壓迫肌纖維中間的血管，使其閉合止血，同時高凝的血液在胎盤剝離面形成紅色血栓。

病理性產後出血

定義為產後24小時出血超過500毫升或血細胞比容下降10%。產後出血是全世界孕產婦最重要的死亡原因。世界範圍內，每年有14萬名婦女死於產後出血，平均每10分鐘就有一名產婦死於產後出血。

70%~90%的產後出血是由於子宮收縮乏力所導致的，其他原因為軟產道損傷、胎盤因素、凝血異常。在我國，產後出血占產婦死亡的半數，尤其是在邊遠落後、醫療資源相對匱乏的地區，產後出血嚴重威脅產婦生命安全。

WHO報導，70%以上由於產後出血導致的死亡可以避免。在保守治療無法止血的情況下，及時的子宮切除手術是最有效的挽救產婦生命的辦法。

分娩過程中和分娩後發生子宮切除的情況，常見如下：

●子宮收縮乏力

導致子宮收縮乏力的原因很多，產婦身體虛弱，患有各種內科疾病；產程時間延長，超過24小時，都容易因產婦體力衰竭而產生子宮收縮乏力。

子宮過度膨脹，比如雙胎或三胎以上、巨大兒、羊水過多，或多產、密產損傷子宮平滑肌組織，都會產生產後子宮收縮乏力。這種情況下，子宮的平滑肌好像橡皮筋或彈簧被過度伸拉，失去彈性。

還有一種情況，由於子宮下段薄，肌肉組織少，往往收縮止血力度不夠，而胎盤附著于子宮下段或子宮下段有肌肉的撕裂傷，血液聚集在子宮下段，令其膨脹，阻止子宮下段進一步收縮，如此惡性循環。這種子宮收縮乏力在臨床上很常見，而且出現遲緩，容易忽視。

正常產後子宮為球形，恢復到臍水準以下，質硬。而子宮收縮乏力的情況下，子宮很軟，超過臍水準，按壓宮底有大量鮮血湧出，伴有血塊。按摩子宮，短時間內，子宮收縮，流血減少，停止按摩後，子宮又變軟，流血增加，同時產婦出現蒼白、寒顫、脈快、尿少，這個時候要警惕失血性休克，及時採取措施避免情況進一步惡化。

●子宮破裂

隨著婦女孕產年齡推遲，剖腹產率增高。妊娠婦女合併有子宮肌瘤核除瘢痕及剖腹產瘢痕後瘢痕，子宮破裂越來越常見於臨床。子宮瘢痕部位的肌肉組織失去了「內環，中斜，外縱」的結構，統一變成了瘢痕組織。瘢痕組織抗伸拉能力差，在子宮產程中只能有維持張力的作用。

一旦張力超過瘢痕承受的範圍，子宮即發生破裂。發生子宮破裂

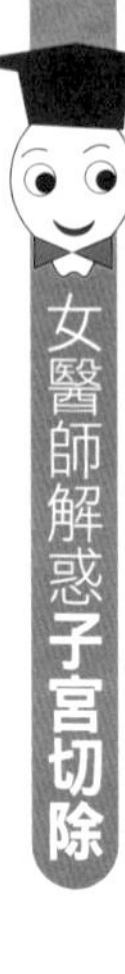

後，胎兒死亡率為80%，產婦死亡率達10%。因此，必須行急診剖腹探查，直視下處理子宮破裂。

對於強烈要求保留生育能力的婦女可以修補子宮，但要特別強調，下次妊娠仍有子宮破裂風險，需要在37周前，擇期剖腹產。對於年輕、沒有生育需求的患者，如果出血不多，沒有感染徵象，可以修補裂口，同時行雙側輸卵管結紮。

對於出血多、破口不規則的患者，建議行子宮次全切除術。對於胎膜已破，有宮內感染跡象，破裂口延伸到子宮頸和陰道穹隆的患者，行全子宮切除術。

● 胎盤植入

人工流產、妊娠中期引產、反復刮宮、子宮內膜缺損，易造成胎盤植入。前置胎盤附著於較薄的子宮下段，也易紮根入子宮肌層。瘢痕子宮、手術後子宮，胎盤如果附著於瘢痕附近，也容易通過薄弱的瘢痕植入子宮肌層。

胎盤植入：胎盤小葉進入子宮肌層生長。

穿透性胎盤：胎盤完全侵入子宮達到漿膜面。

胎盤植入的保守治療僅適用於強烈要求保留子宮的患者，將剝離部分胎盤取出，不能剝離部分保留在子宮內，應用化療藥物令胎盤組織壞死脫落，但此過程中隨時可能發生出血和感染，隨時有子宮切除可能。

如無生育需求、出血活躍者，診斷胎盤植入後，行子宮次全切除術為宜。

● 胎盤早剝

病例：忽然昏迷的孕婦

一天傍晚，一位年輕的產婦在家人陪同下來到婦產科急診。她來醫院的原因與別的產婦不同，既沒有腹痛，也沒有見紅，沒有任何臨產先兆。原來，在30分鐘前，她在家中突然昏迷，持續了1~2分鐘後又清醒過來。家人不放心，陪她來醫院諮詢，說：「昏過去時我們都嚇壞了，手腳都僵硬了，緊咬牙關，好像不呼吸了。後來她自己醒過來了，她覺得沒什麼事，我們有點不放心，就來醫院看看。」孕婦本人並沒有痛苦的表現，家屬也認為沒什麼大事，打算看完病趕緊回去睡覺。

但門診醫生卻意識到問題的嚴重性：由於產婦足月妊娠，血壓150/90mmhg，發生昏迷長達1分鐘，考慮子癇發作可能性非常大，其次是妊娠合併癲癇發作，兩者均是威脅產婦及胎兒生命的急重症。急請夜班主任會診，做術前準備，完善各項化驗檢查。入院10分鐘，即行急診剖腹產術。孕婦病情重，症狀輕，醫生非常緊張和著急，家屬卻有些不以為然，簽署術前知情同意書和病危通知的時候，孕婦的丈夫還在開玩笑，說：「我知道這些都是醫生嚇唬人的。」

麻醉後，逐層打開腹腔，見子宮不是常見的粉紅色，而是散佈大量紫藍色斑點，這是非常危險的徵象，切開子宮，大量黯紅色的血性羊水流出來，新生兒輕度窒息，評6分。胎兒娩出後，胎盤及大量血塊湧出，胎盤早剝面積超過二分之一。更可怕的是，胎盤附著的子宮後壁已經有大量鮮血浸潤，這種情況被稱為「子宮胎盤卒中」，意味著子宮纖維間隙浸入了血液，產後子宮不能正常收縮止血。

手術驗證了術前的判斷，產婦昏迷是因為妊娠期高血壓疾病——子癇發作，繼而發生了胎盤早剝，胎盤早剝又直接導致了新生兒窒息、子宮胎盤卒中和產後大出血。病情發展迅速，情況危急。

醫生用盡方法止血，同時兩條靜脈通道開放補充藥物和新鮮血液。

但是，儘管用各種藥物促進子宮收縮，同時按摩子宮肌肉，仍然無法得到滿意的效果。鮮血一面輸入，一面止不住地流出來，2個小時的努力後，主任最後決定，為了挽救產婦的生命，必須立即行子宮切除。

經過子宮切除手術，鮮血終於止住了。經過新生兒醫生的搶救，新生兒也洪亮地哇哇大哭起來。所有醫務人員都鬆了一口氣。由於麻醉而陷入深度昏迷的產婦，不知道她曾在生與死的關頭徘徊，繈褓中的新生兒也不知道，為了她的出生，母親才23歲就失去了子宮。

這是一例急重症妊娠期高血壓疾病，子癇發作，胎盤早剝搶救成功的病例。子癇發作和胎盤早剝都是母嬰死亡率很高的疾病，經過及時的判斷和治療，取得了產婦與新生兒都存活的結果。

胎盤早剝是妊娠晚期的危重情況，是造成死產的首要原因。胎盤早剝的誘因主要為妊娠高血壓綜合症、外力撞擊腹部、宮腔壓力下降過快和長時間仰臥導致靜脈壓過高。

胎盤早剝分為輕型和重型，輕型以顯性剝離為主，剝離面小於胎盤1/3。重型胎盤剝離超過1/3，以隱性剝離和混合型剝離為主。重型往往伴有產婦的全身症狀，腹痛、休克、子宮僵直、胎位摸不清、胎心不清。超音波對胎盤重型早剝診斷可靠，對部分輕型早剝易漏診。

胎盤早剝的四大併發症為：瀰散性血管內凝血（DIC）、急性腎衰、羊水栓塞、產後出血。大量出血啟動凝血系統，繼而使凝血物質耗竭；患者往往合併妊高症，已經造成的腎損傷，加之腎臟缺血，造成急性腎衰；羊水物質可以通過剝離的胎盤靜脈竇進入體循環，引發羊水栓塞；胎盤下積血進入子宮肌層造成子宮卒中，產後子宮無力收縮止血。四大併發症均屬於威脅產婦生命的嚴重產科併發症。

產後及時補充血容量，促進子宮收縮。如發生DIC，及時補充凝血因數，抗休克治療；如出血不能控制，及時行子宮切除術；如發生羊水栓塞，器官插管、正壓供氧，抗過敏，解除支氣管痙攣；如出現尿毒症，立即行血液透析治療。一切以搶救產婦生命為重！

● **前置胎盤**

前置胎盤是最常見的妊娠晚期出血原因，也是產科子宮切除的常見原因。症狀為無痛性的陰道流血，在妊娠晚期反復發作，患者往往在第一次出血後就醫，依靠超音波診斷為前置胎盤，能達到95%的準確率。

按照胎盤與宮頸口的關係，分為中央性前置胎盤、部分性前置胎盤、邊緣性前置胎盤和低置胎盤，其危險度遞減。

確診前置胎盤後，需要核實孕周，住院期待胎兒成熟。住院期間建議臥床休息，導正貧血，抑制宮縮，促胎肺成熟，備血，出現大量陰道出血時，立刻手術終止妊娠。如保胎順利，中央性前置胎盤於36足周，其他位置的前置胎盤37足周後，即可以擇期行剖腹產術。

前置胎盤的四大併發症為：大出血、胎盤植入、羊水栓塞、產後感染。因為胎盤附著於肌層菲薄的子宮下段，胎盤易向肌層紮根，形成胎盤植入；產後胎盤剝離面出血，要靠肌肉收縮壓迫血管，子宮下段收縮能力差，易發生產後出血；鄰近子宮口的胎盤剝離面和開放的靜脈竇也是羊水栓塞和細菌感染的高發因素。

前置胎盤患者在陰道分娩或剖腹產前都要做子宮切除手術準備，如發生產後出血、羊水栓塞或胎盤植入，需及時處理，必要時採子宮切除以挽救產婦生命。

● **羊水栓塞**

這種疾病發生率低，在萬分之一左右，但是很多人對這個名字卻

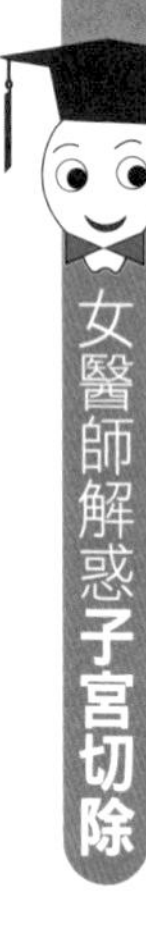

是非常熟悉，因為媒體上經常看到：「產婦慘死某某醫院」，「新生嬰兒與母親永遠陰陽兩隔」，「親朋好友悼念天堂媽媽」。這些文章裡面往往都寫著：醫生診斷為「羊水栓塞」。

產婦死亡率是一個國家衛生事業發展水準及衛生部門嚴格控制的指標。其他原因造成的產婦危重情況大多有辦法救，羊水栓塞卻讓很多高級別醫院、高年資醫生束手無策，死亡率高達70%~80%。

羊水栓塞的病因是羊水物質，包括胎兒毛髮、表皮細胞、胎糞、胎脂等，從靜脈進入母體血液循環，造成肺動脈栓塞和急性過敏性休克。羊水栓塞可以發生在產前、產後，或剖腹產的同時。

最急重的羊水栓塞患者，可能突然大叫一聲，立刻心跳、呼吸全部停止，產婦立刻死亡，這種情況比較少見。

比較常見的羊水栓塞，產婦出現寒顫、咳嗽、呼吸困難、煩躁不安，繼而抽搐、昏迷，進入休克狀態；產婦出血不凝，無法止血，甚至從點滴針孔、皮膚黏膜裂口出血。

羊水栓塞的搶救，包括高壓供氧、解除痙攣、抗休克、抗全身臟器衰竭。同時，針對出血的治療，輸新鮮血，補充凝血物質，及時行子宮切除手術。

產後出血的治療方法

對於產後出血速度較慢，患者狀況較好的情況下，可以保守治療：

● **按摩子宮**：幫助子宮收縮，排出宮腔積血，機械壓迫血管止血，同時要配合促宮縮藥物。

● **藥物治療**：縮宮素肌內注射或靜點；麥角新鹼肌內注射；前列腺素衍生物製劑有多種，可以注射、陰道用、肛塞、舌下含服多途徑用藥。這三類藥物是經過長期臨床應用有效促宮縮的藥物，可同時應用鈣劑促進肌肉興奮，加強子宮收縮。

● **宮腔紗布填塞或氣囊壓迫**：當宮縮劑不能達到子宮收縮及控制陰道分娩後的產後出血時，宮腔填塞能夠有效減少宮縮乏力引起的產後出血，尤其在沒有輸血條件的情況下。

● **介入栓塞血管、結紮髂血管、B-Lynch縫合**：這幾種方法是為了保護患者生育能力，採取的保守手術治療。需要專業設備和熟練的人員才能夠進行，療效報導不一，因為治療效果取決於產婦的狀態。

大部分保守手術後出血減少，治療成功；但也有為數不少的報導，為保留生育能力，行介入或結紮血管治療延誤切除子宮最佳時機，患者最終失去生命。判斷能夠進行保守治療的機會，把握子宮切除的最佳時機，是對產科醫生最大的挑戰。

要重點說明的是：產科的子宮切除大部分屬於急症，很多情況下是短時間內決定手術，患者家屬並無心理準備。子宮切除後，患者失去生育能力，不再行月經，對於很多患者的丈夫是不願意接受的。

很多案例表明，家屬拖延不簽字手術切除子宮，讓產婦失去最後挽救生命的機會。這種情況下要把嚴重性說明，找產婦本人親屬簽字，及時跟醫院和衛生管理部門溝通。有在患者丈夫拒絕簽字情況下，主治醫師簽字，手術切除子宮保命的先例，雖然獲得社會一致好評，但尚未有明確法律條文支持。

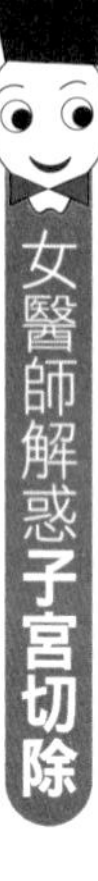

婦科感染——盆腔炎性疾病

男性的腹腔是閉合的，而女性則不同。通過輸卵管傘、輸卵管、子宮腔、宮頸、陰道，女性的腹腔與外界相通。因此，急、慢性盆腔炎在男性很少見，在女性則為常見病、多發病，而且發病率有逐年上升的趨勢。

儘管女性生殖道在生理情況下有強大的自我清潔和保護功能。但是，分娩、流產和各種計劃生育手術所造成的創傷，能夠破壞生理屏障，如果操作無菌不嚴格，術後恢復期未能嚴格避免房事或盆浴，則易引起盆腔炎症。近年來越來越多的性傳播疾病，如淋病、沙眼衣原體、支原體也易發展為盆腔炎。

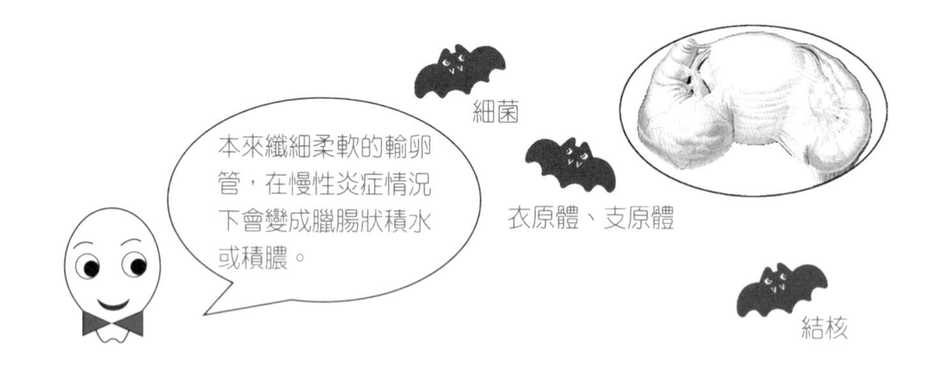

病例一：A女士，32歲。5年前，碩士畢業的A女士與同樣高學歷的老公結婚了，結婚沒多久，她就感覺噁心嘔吐，尿妊娠實驗證明懷孕了。但由於兩人的工作都剛起步，是公司重視的高學歷員工，她跟老公商量後，悄悄做了人工流產，而且在沒有請假休息的情況下，堅持上班、加班、出差。後來他們一直避孕，前年開始，兩個都年過30，事業穩定，買了房子和車。準備生孩子，不再採取避孕措施，但是2年來一直沒有懷孕。子宮輸卵管造影顯示：雙側輸卵管不通。

病例二：B小姐，26歲。B小姐第三次來婦科門診，告訴醫生，自己用試紙測試懷孕，要求藥物流產。前兩次藥物流產都很順利，儘管醫生叮囑她要採取可靠的避孕措施，她仍然只是簡單地以算安全期的方式避孕。因為她一直認為：即使懷孕，只要到醫院吃藥就可以恢復自由身。這次醫生常規行陰式超音波檢查後，告訴她：不能做藥物流產了，這次是宮外孕，要住院治療，很可能需要手術。

病例三：C女士，40歲，已生育一子，現14歲。C女士年輕時身體很健康，並不注意月經期休息和衛生，又堅持節食減肥近1年，只吃減肥餅乾和青菜。節食期間，一次月經尚未乾淨時與同事去洗浴游泳後，發生一次嚴重發熱，被診斷為盆腔急性感染。近10年一直慢性下腹隱痛、腰骶酸痛、性交痛，二便前均自覺下墜性疼痛，排便後緩解，夜晚總要起夜兩三次，睡眠不好，心情煩躁，生活品質受到嚴重影響。影像檢查，無器質性病變。

病例四：D女士，46歲，生育一女，現成年。身體瘦弱，皮膚無光澤。常年身體虛弱，不能勞累，不能受涼，不能熬夜，不能久站，月經不調，經期時間長，淋漓不止。一年中平均1~2次，免疫力低下時出現盆腔劇烈疼痛，寒顫後發熱達39℃，陰道分泌膿性分泌物，持續1~2周，需要大量輸液治療才能緩解。經影像學、免疫學檢查，排除惡性腫瘤和結核類疾病，超音波提示，雙側輸卵管積液，盆腔多處積液。

這四位患者雖然症狀不同，病程不同，嚴重程度不同，但是她們

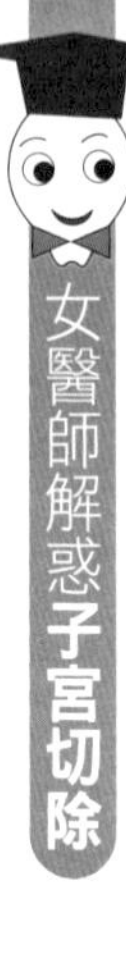

所患疾病統稱「慢性盆腔炎」，慢性盆腔炎的四大症狀分別是：不孕、異位妊娠、慢性盆腔痛、反復發作的盆腔急性感染。

現在已由美國疾病預防和控制中心規範地將幾十年沿用的慢性盆腔炎名稱改為盆腔炎性疾病（PID）的併發症或後遺症。但是由於習慣和易於交流和理解，臨床上還是經常沿用慢性盆腔炎的名稱。發病率1%~2%，且有逐年增高趨勢。

慢性盆腔炎特點

女性盆腔炎一般由於產後、流產後感染；陰道炎上行感染產生急性盆腔炎。若急性盆腔炎未能得到及時正確的治療，則病情蔓延，產生盆腔粘連，輸卵管阻塞，導致不孕、輸卵管妊娠、慢性盆腔痛、炎症反復發作等後遺症，嚴重影響婦女健康。最常見的病理改變為輸卵管粘連閉鎖，積水或積膿，病變侵及周圍組織，發生卵巢周圍炎，盆壁、腸間膿腫，瀰漫性腹膜炎，肝周膿腫，嚴重可危及生命。

慢性盆腔炎的治療

由於慢性盆腔炎繼發於急性感染，病程遷延，反復發作，病變範圍不同，嚴重程度各異，症狀多樣。其治療也是根據患者個體的特點，採取綜合治療。

綜合治療包括抗生素治療、中醫中藥治療、微波物理治療。

對於輸卵管積膿、卵巢周圍膿腫、盆腔膿腫的徹底治療方法是全子宮加雙附件切除。對於病情重、近停經或停經後患者適用於這種治療方法。

手術治療：輸卵管積水或輸卵管卵巢囊腫，有生育需求者，應行手術造口。存在感染灶，反復引起炎症急性發作或伴有嚴重盆腔疼痛，經綜合治療無效者應行手術治療。手術以徹底治癒為原則，單側附件切除術或全子宮切除術加雙側附件切除術。對年輕婦女應儘量保留卵巢功能。

關於盆腔結核

結核病是世界性流行性衛生問題，全世界每年新發結合病例1000萬，因結核病死亡300萬。患肺結核的婦女中有2%~8%患有生殖系統結核。通過對不孕婦女的子宮內膜病理檢查，發現有5%的內膜結核。久治不癒的慢性盆腔炎患者，要考慮盆腔結核的可能。

結核的病因是結核分枝桿菌感染。盆腔結核都是繼發於肺結核或腹膜結核的，結核菌喜歡生長在血運豐富、組織疏鬆的部位，最先感染的是輸卵管，然後侵犯子宮內膜、卵巢和宮頸。開始是小米粒一樣散佈的小結節，後來產生乾酪樣壞死、潰瘍、瘢痕。如果子宮內膜全部破壞，則出現閉經，在中國古代被稱作「乾血癆」。

在古典名著《紅樓夢》裡，從小被拐賣的侍妾香菱，因為受到主人夏金桂和薛蟠的虐待，患乾血癆而死，在沒有有效的抗結核藥物之前，盆腔結核是致命的疾病。

一旦經X光或病理檢查確定盆腔結核，需要按照結核化療方案進行

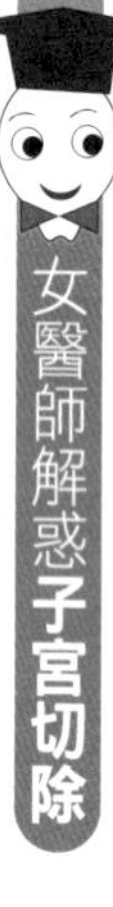

早期、足量、聯合、全程的治療。抗結核藥物分為一線用藥和二線用藥；標準治療方案有長療程和短療程，已經非常成熟，也有專門適合婦女盆腔結核的用藥方案，不在這裡一一列舉。但是，化療對結核患者改善不孕效果並不理想，因為結核分枝桿菌對子宮內膜和輸卵管的破壞是難修復性的。

手術治療：經藥物治療後盆腔包塊縮小，但不能完全消退；治療無效或治療後又反復發作者；已形成較大的包裹性積液者；子宮內膜結核藥物治療無效者。術前應採用抗結核藥物1~2個月，手術以全子宮及雙側附件切除術為宜。對年輕婦女應儘量保留卵巢功能。

早發現，沒有生命危險——婦女生殖系統的癌前病變

吳女士今年41歲，平素身體健康。公司發起一百多名女職員參加婦科體檢，醫生除了常規檢查外，每人還做了一份宮頸抹片細胞學檢查。

李女士開始很不理解：我是來檢查避孕環的，為什麼要做這項檢查。我們又沒有要求做，醫生只問了一句，從前有沒有做過，因為沒做過，就花了一些錢，而且每個人都做了一份。她認為這一定是醫院為了賺錢。

幾個人圍住醫生，詢問為什麼做這項檢查。醫生告訴她們：這是防癌抹片檢查，用於早期發現宮頸癌和癌前病變，結婚3年以上的都要進行這項普查。

過了1周，結果拿到了，其他同事都沒什麼問題，醫生囑咐她們，明年還要來做同樣的檢查。而李女士的抹片檢查發現了較多異型細胞，醫生為她預約了電子陰道鏡做進一步檢查。

李女士有點不安，她跟醫生說：我沒有感覺任何異常，月經規律，沒有不舒服，夫妻生活也很正常，會不會是看錯了。

醫生解釋說，宮頸病變在早期沒有任何症狀，而且肉眼看不出來，要在陰道鏡下觀察，並對可疑的組織進行顯微鏡下檢查，才能確定。

電子陰道鏡能將宮頸放大16~100倍。醫生為李女士先進行塗碘實驗，然後在鱗柱上皮交界處，無碘著色的區域，準確地取了4塊米粒大小的組織，同時做了人類乳突病毒（HPV）檢驗。這1周，李女士在擔心和

不安中度過。

1周後，她在家人陪同下取到病理結果：宮頸原位癌。HPV病毒16亞型呈陽性。

李女士和家屬都陷入恐懼之中，他們理解的癌症就是不能治癒的疾病，甚至還詢問醫生，李女士還能活多久。醫生解釋道：宮頸原位癌術後5年生存率接近百分之百。只要術後堅持定期回診，是一種能完全治癒的疾病。

由於李女士年齡近停經期，孩子已經成年，無生育需求，醫院為李女士實施了全子宮切除術。保留了宮旁組織韌帶，術後病理提示邊緣沒有癌細胞浸潤。

癌前病變是目前醫學界研究熱點，所有類型的惡性腫瘤，只要能在癌前病變的過程中被發現，及時治療，預後是非常樂觀的。

癌前病變是在顯微鏡下發現的、偏離正常生長的細胞。有些癌前病變會發生自行好轉，而不向惡性方向發展；有些癌前病變則很快就發展為浸潤癌。對此醫學界建議對早期的癌前病變繼續嚴密觀察，而晚期的癌前病變，接近惡性的情況，及早行手術治療。

癌前病變和癌症的早期不外乎是一團異常增生的細胞，尚未侵及和擴散到更大範圍，及時手術切除這些異常的細胞，清除出體外。當然就及時終止了它們擴散、侵及的惡性行為。

宮頸上皮內瘤樣病變

宮頸上皮內瘤樣病變（CIN）是一組癌前病變，高發於25~35歲，與人類乳突病毒（HPV）感染密切相關。HPV分為幾十種亞型，目前對

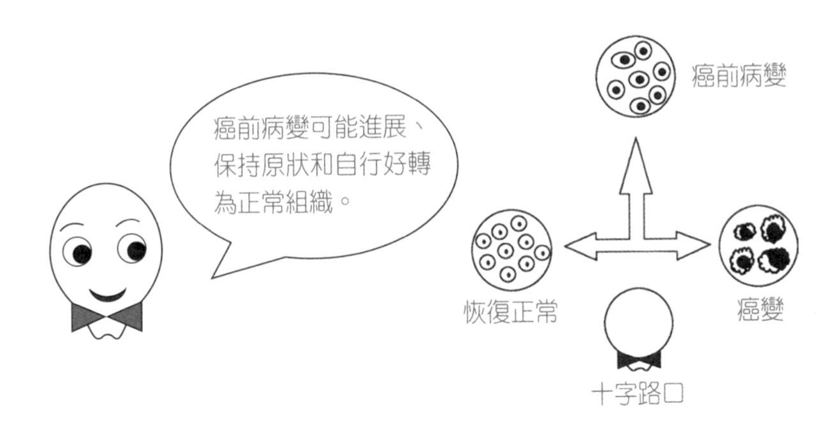

哪些亞型的HPV感染更容易發生癌變的危險已經有了很多瞭解，大型醫院能夠檢查HPV感染及分型。對CIN的發展和預後很有幫助。

CIN的診斷已經形成了很好的模式：宮頸細胞學檢查-陰道鏡下檢查-多點病理檢查。只要按醫生制定的篩查計畫，每1~3年檢查一次即可。

治療方面，只要早期發現CIN，根據患者的年齡和是否有生育需求，可以選擇的治療方式有很大的空間。電熨、鐳射、宮頸環切、宮頸椎切，都是保留生育功能的手術。術後行顯微鏡下病理檢查，如果切緣沒有浸潤，可以在生育後每年回診觀察即可。

宮頸上皮內瘤樣病變的治療效果可靠，因為發達國家已經有成功的先例，婦女宮頸細胞學篩查做得好的國家和地區，已經極少發現宮頸浸潤癌的發病病例。

子宮內膜增生

子宮內膜增生分為三種：單純性增生、複雜性增生、不典型增

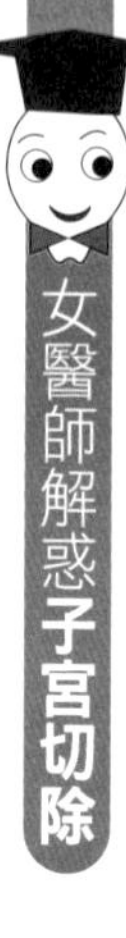

生。其中不典型增生為癌前病變，其中10%~15%會發展為內膜癌。

子宮內膜增生常見於35歲以上的婦女，病因已經明確：雌激素對子宮內膜的長期持續刺激。

幾乎所有子宮內膜增生患者都存在著內分泌因素。例如，長期不排卵；肥胖（因為脂肪細胞有產生雌酮的功能）；內分泌功能性腫瘤，如卵巢顆粒細胞瘤以及卵泡膜細胞瘤，這些腫瘤能夠分泌大量雌激素，造成子宮內膜、乳腺等靶組織增生。此外，長期服用雌激素或三苯氧胺（用於治療乳腺癌的首選藥物），也會造成子宮內膜增生。

對於子宮內膜單純性和複雜性增生，首選內分泌治療。解除病因是治療關鍵，即停止單純雌激素的持續刺激，運動減肥，促排卵治療，切除功能性卵巢腫瘤，停服雌激素類藥物。

對於不典型增生，雖然是癌前病變，如果對生育有需求的婦女，也可以採取保守治療。採用大劑量孕激素治療後促孕，生育。生育後，子宮內膜不典型增生仍有很高的機率復發。

只有對於圍停經期採取手術治療。年齡近停經或停經後婦女，一旦診斷為內膜不典型增生，應立即行子宮切除手術。

癌前病變一定要做子宮切除嗎？

首先要明確：癌前病變的診斷要依賴顯微鏡，肉眼是無法發現癌前病變的。

在顯微鏡下，癌前病變的細胞形態和行為已經偏離了正常的細胞特性，但還沒有完全轉變為惡性細胞，這一類疾病就是癌前病變，因此，必須在醫生監護下才能判斷疾病的變化。

癌前病變是否要切除子宮因人而異，要考慮患者的年齡和生育需求。對於切盼生育的患者，要進行保守治療，如藥物治療或者宮頸局部治療，保留生育能力。對於保守治療後效果滿意的患者，要積極助孕，以免在懷孕前復發。

保留生育功能治療的癌前病變，必須要嚴密監視，因為病變具有轉化為惡性腫瘤的傾向，所以要做好回診和監測，如發生惡變要早治療。

對於依從性差（就是不嚴格遵守醫囑）或監測條件差（如貧困地區）的患者，不宜採取保守治療，因為非常容易失去監控，發展為浸潤癌。

對於沒有生育需求的患者、圍停經期的患者，應積極採取手術治療，在癌前病變階段實施子宮切除手術，術後生存率接近百分之百。

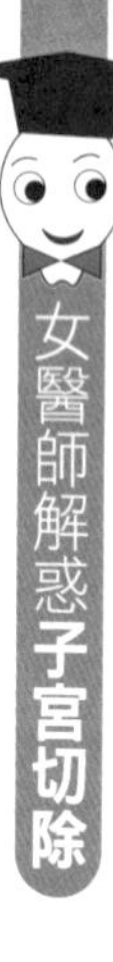

最嚴重危害婦女生命和生活品質——婦科惡性腫瘤

宮頸癌、子宮內膜癌、卵巢癌是婦科三大惡性腫瘤。

在發達國家，宮頸癌的防癌普查非常有效；但飲食熱量過高，糖類過高，肥胖、高血壓、糖尿病等疾病高發，這些情況容易導致子宮內膜癌。因此，發達國家的三種婦科癌症發病率排序為：子宮內膜癌、宮頸癌、卵巢癌。

中國目前宮頸癌的防癌普查並不普及，飲食以植物食品為主，輔以動物性食品，因此宮頸癌發病位居婦科惡性腫瘤第一，其次為子宮內膜癌、卵巢癌。

說明一下：乳腺癌不屬於婦科腫瘤，而是屬於普外科疾病。乳腺雖然受女性激素影響，但其來源是皮膚的附屬器官。因此，本書不專題討論乳腺癌。

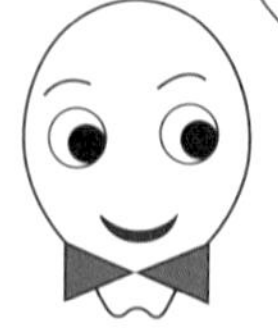

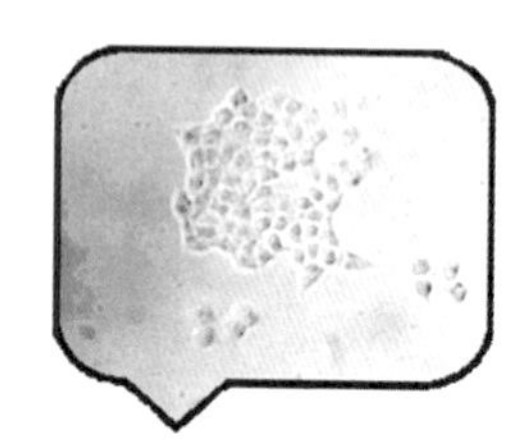

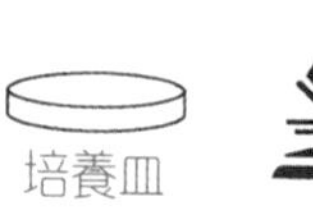

宮頸癌

可以傳染的癌症：宮頸癌。

很久以前人們就發現，天主教的修女，終身禁欲者，不會罹患宮頸癌。而同一位男性的性伴侶，多名女性中，如果有宮頸癌患者，其他女性也易患宮頸癌，推測宮頸癌是會傳染的癌症。這個推測得到了證實，宮頸癌的發病原因就是病毒感染。

中國癌症基金會調查，中國的宮頸浸潤癌患者中84%感染高危型人類乳突病毒16/18（HPV）。性生活過早、性伴侶過多、生育過早、多產都是宮頸癌高發因素。

由於宮頸癌與病毒感染關係密切，重視性行為的衛生、戴保險套是避免宮頸癌的有效方法；而且，病毒性疾病可以用疫苗注射來預防，宮頸癌疫苗已經開始用於臨床。

宮頸癌發病率僅次於乳腺癌，是婦女第二大高發癌症。死亡率僅次於肺癌和肝癌，居女性癌症死亡原因第三位，可見其惡性程度之高，對婦女生命和健康危害之大。

宮頸癌的病因學現在已經基本明確。性生活過早，初次分娩過早，少女的宮頸上皮尚不成熟，抵抗力低下。多次分娩或流產，造成宮頸損傷，對病毒感染的防禦破壞。如果同時合併性伴侶過多，性伴侶的其他性伴侶患有宮頸癌或癌前病變，造成高危亞型的人類乳突病毒（HPV）感染，這些病毒整合到細胞核內，啟動癌基因，使宮頸細胞發生惡變。

宮頸癌的發病規律也已摸清，宮頸上皮內瘤變-宮頸原位癌-宮頸浸潤癌，這一發病軸線，每一個階段距離下一個階段5~10年。如果在宮

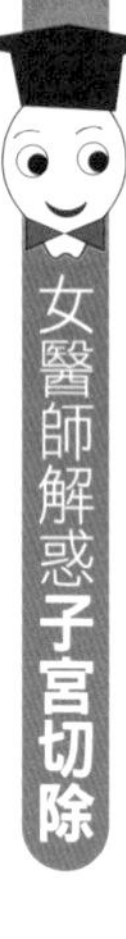

頸上皮內瘤變或原位癌的階段及時發現，及時治療，術後生存率接近百分之百。因此，已婚婦女的宮頸癌細胞學篩查非常重要，一定要定時執行。宮頸上皮內瘤變和宮頸原位癌沒有典型的臨床症狀，這兩種情況都要靠顯微鏡發現。早期宮頸浸潤癌的主要症狀是接觸性出血，即性生活後出血。晚期症狀是致命性的陰道出血、陰道流液，侵犯膀胱、直腸產生陰道瘺，遠端轉移至骨、肺、肝臟等。

治療方案

應採取個體化治療方案，治療前詳細瞭解病史和全面的檢查，充分估計腫瘤範圍、與周圍組織器官的關係和患者對生育的要求及對治療的耐受程度。還要考慮患者的回診能力、經濟狀況，來採取合理的治療方案。手術是宮頸癌首要的治療手段，但是具體手術分期對應的手術範圍，說起來非常複雜，不適合沒有醫學基礎的讀者閱讀。簡單說一下原則：腫瘤邊緣以外至少要切除1公分才達到「安全距離」。因此，醫學工作者對手術的設計原則就是既要保證腫瘤邊緣及安全距離內的正常組織切除乾淨，又要儘量保留安全距離外的正常組織的血液供應和生理功能。這是非常嚴謹、細緻、艱苦的工作，而且需要不斷根據臨床效果的回饋進行調整。

這種處理與生活中的常識類似：比如蔬菜水果有部分腐爛，如果僅挖除腐爛部分，剩餘的健康部分很快也會爛掉。一定要切除超過腐爛部分邊緣一定厚度的健康部分，才能避免腐爛進一步擴散，繼續保存一段時間。

放化療是宮頸癌治療的重要輔助手段，從前，對宮頸癌主要應用放療，而對化療重視不夠，目前發現化療與放療的同步進行，能針對不同時期的腫瘤細胞增加各自的敏感度，減少劑量，從而減少副作用。

術前放、化療可以使癌灶縮小，鬆動，為手術提供便利。從前認為晚期宮頸癌不適用手術，目前可以應用術前放、化療為手術作準備，擴大了手術的適應範圍。術後的放、化療，是晚期宮頸癌手術的補充，能減低復發率。具體的應用要臨床醫生根據不同的病情選擇實施。

高齡患者或合併其他嚴重疾病不能耐受麻醉和手術的情況，或者晚期、復發癌症，可以只用放、化療聯合治療，能夠提高生存率和延長預期壽命。

保留生育能力

目前宮頸癌的發病越來越年輕化，而婦女的生育年齡越來越推遲。有10%~15%的宮頸癌患者在育齡期被發現。對於子宮頸癌的患者，要求保留生育能力是一個巨大的挑戰。

腹腔鏡輔助下廣泛性宮頸切除術，針對癌灶局限子宮頸的患者。切除宮頸和宮頸旁組織，保留卵巢、輸卵管和子宮體，患者術後可以懷孕和分娩，妊娠率40%。但這種手術後宮頸缺失將導致妊娠期間流產和早產問題，是非常難以應對的情況。因此，可以在宮頸切除後，用不可吸收縫線做永久性宮頸縫紮，妊娠足月不經陰道分娩，而是擇期行剖腹產。

子宮內膜癌

子宮內膜癌又稱宮體癌，多發於肥胖老年婦女。占婦女全身惡性腫瘤中的7%，生殖系統惡性腫瘤的20%~30%。全世界範圍內呈逐漸

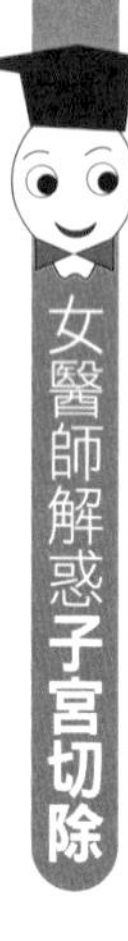

高發趨勢。

在發達國家，子宮內膜癌發病率大於宮頸癌。但在我國，宮頸癌發病率遠高於子宮內膜癌。其原因在於：第一，飲食習慣不同，子宮內膜癌的發病與高脂飲食有關，此病與肥胖、高血壓、高血脂、糖尿病相關。隨著中國人的飲食西化，油炸食品、肉類食品過度攝入，此病發病率逐年增高。第二，西方婦女廣泛接受停經後激素替代治療。

對子宮內膜癌的發病機制研究，並沒有子宮頸癌那麼透徹，早期發現和預防也沒有形成宮頸癌的系列高效普查方案。但因子宮內膜癌來就診的患者，80%是早期，因此，如果及時治療，預後比較樂觀。

子宮內膜癌高發因素：肥胖、高血壓、糖尿病、不孕不育、停經延遲和家族高發。一部分患者屬於雌激素依賴型，另一部分患者的子宮內膜癌變與雌激素無關。

常見症狀為陰道流血流液，尤其在停經期後。晚期症狀為腹痛，是宮頸癌穿透宮壁，侵犯和轉移的結果。

子宮內膜癌的診斷，常規以刮宮取病理或者宮腔鏡為金標準。但是這兩項宮腔操作或多或少有點痛苦，作為篩查，一些患者不願意接受，尤其是老年婦女，希望有更方便無痛的方法來篩查子宮內膜癌。事實上，對於停經期後或者老年婦女，只要通過陰式超音波就可以檢出95%以上的子宮內膜癌，停經後子宮內膜小於5公釐為正常內膜，子宮內膜超過9公釐高度懷疑內膜癌，平均的內膜癌患者內膜厚度為17.7公釐。

治療方案

以手術為主，放療、化療、內分泌治療為輔。

手術範圍包括全子宮或廣泛子宮切除，雙附件切除，大網膜、闌尾，以及盆腹腔淋巴結取樣或清除。晚期者，清除肉眼所見的一切癌灶。術後加以放療、化療或內分泌治療，以期減少復發、轉移率。

保守治療：子宮內膜癌發病逐漸年輕化，目前，宮頸癌患者中小於40歲的婦女占13%，由於子宮內膜癌與不孕密切相關，小於40歲的患者中80%有生育願望。對於迫切想保留生育功能的患者，僅限於癌灶局限在宮腔內者，刮宮病理結果為高分化類型，而且孕激素受體為陽性者，可以行大劑量孕激素治療。每3個月診斷性刮宮一次，判斷是否繼續保守。不過這種療法並不作為常規推薦的方案，而且患者必須知道，癌症保守治療有可能改變分期和預後的後果，並且經過權衡利弊，願意承擔這樣的後果。

患者成功妊娠和分娩後，大部分情況下，仍建議產後行全子宮雙附件的切除。

肥胖是健康的大敵，且肥胖與婦科疾病密切相關，如多囊卵巢綜合症、子宮內膜癌、妊娠期高血壓和糖尿病等，過度肥胖也是各種手術的禁忌症。

順便說一下健康飲食的構成：一個成年人，每天要喝水1200毫升，食用穀薯類250~400克，蔬菜水果500~900克，肉、蛋、魚150~200克，奶類300克，豆類和堅果30~50克，油25克，鹽6克。食物重量和營養比例就是這樣，攝入過多的熱量會導致肥胖，長期某一類營養過多或過少都會引起疾病。

控制體重對預防子宮內膜癌非常重要。子宮內膜癌大多數是長時間雌激素刺激造成，雌激素是脂溶性激素，可以長期停留在脂肪組織裡，緩慢入血。體重超過90公斤的婦女，與體重低於60公斤的婦女相比，子宮內膜癌發生率高17倍。

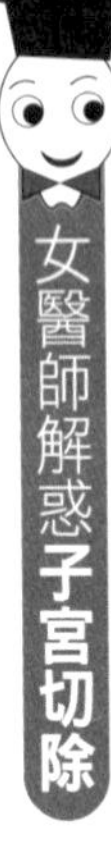

卵巢腫瘤

卵巢這個器官，如前所述，是婦女生殖系統中最重要的器官。卵巢還有一項人體之最，即卵巢在全身臟器中，發生腫瘤的病理類型最多最複雜。因此，卵巢良性腫瘤、交界性腫瘤和惡性腫瘤在本章一起介紹。

卵巢腫瘤來源有上皮、性索間質、生殖細胞和其他臟器轉移四種常見類型。每一種類型又分為數種病理類型，大部分病理類型中，又分良性、惡性和交界性。因此，卵巢常見腫瘤就多達數十種。

隨便舉幾個例子：上皮來源的交界性黏液性囊腺瘤；性索間質來源的顆粒細胞瘤；生殖細胞來源的成熟性畸胎瘤；上皮來源的子宮內膜樣癌；等等。

卵巢良性腫瘤

卵巢良性腫瘤基本都不需要行子宮切除治療，因此跟本書的主題關係不大。但是，為了卵巢腫瘤部分的完整性，要提一下卵巢良性腫瘤。

病例：女兒要參加大考，卻懷疑得了闌尾炎，近兩三天右下腹疼痛難忍。讓女孩的父母非常焦急，到了普外科門診，醫生做了簡單的檢查後，認為症狀與體徵都跟闌尾炎不符，建議去婦產科。

婦科醫生為女孩做了全身檢查和超音波後，建議立刻住院進行手術。陪同前來的四五名家長都著急了，能不能不耽誤孩子考試，考完再手術。醫生明確地說：絕對不能。

女孩患的是右側卵巢畸胎瘤蒂扭轉，手術中發現女孩右側卵巢固有韌帶扭轉720°——整整2圈，已經腫脹到拳頭大小，紫黑色，不能保留，只能將右側附件全部切除。術後病理檢查：卵巢成熟性畸胎瘤，高度充血腫脹，壞死。

卵巢腫瘤容易發生蒂扭轉、破裂、感染和惡變，其中蒂扭轉發生率占卵巢腫瘤的10%，劇烈運動，尤其是扭動轉動腰腹部，容易造成卵巢腫瘤蒂扭轉，不過，更多的患者無法回憶起明確的誘因。破裂，往往是由於極性擠壓腹部或性交引起；感染，屬於急、慢性盆腔炎性疾病，前面已講過；惡變，是值得一提的，卵巢本身不斷排卵，是激素分泌器官，同時也是激素的靶器官，每時每刻都發生著細胞增生、變異、凋亡的改變，因此，機體健康狀況下降，免疫功能下降，對突變細胞監測不利的情況下，良性卵巢腫瘤在體內長時間會有一部分發生惡變。

卵巢腫瘤有這樣的特點：有一部分是生理性的，一般小於5公分，壁薄，內液清涼，觀察數月會自行消失。

卵巢良性腫瘤，除非生理性，一經診斷，要進行手術治療，可以選擇腹腔鏡手術。而且部分要進行術中冷凍病理，判斷腫瘤性質。因為卵巢腫瘤來源複雜，種類繁多，良惡性腫瘤用肉眼分辨不清。

子宮肌瘤與卵巢囊腫

卵巢良性腫瘤常為單側、囊性，又稱「卵巢囊腫」；與子宮良性腫瘤「子宮肌瘤」都是婦女常見的良性腫瘤。但卵巢囊腫和子宮肌瘤的處理原則大不相同。

子宮肌瘤的治療上，首先強調期待療法，其次藥物治療。而卵巢良性腫瘤不適合期待療法和藥物治療，因為卵巢良性腫瘤即

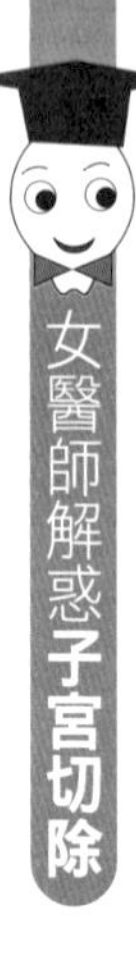

使在更年期後也不會消退，會發生扭轉、破裂等急腹症，容易發生惡變。

卵巢良性腫瘤，不論單側、雙側，要保留一定正常卵巢組織。卵巢代償功能很強，即使很小的一塊健康卵巢組織，就能承擔排卵和內分泌的功能。

卵巢交界性腫瘤

交界性卵巢腫瘤屬於低度惡性，多數為單側，少數為雙側。

與「癌前病變」類似，交界性腫瘤的診斷要靠顯微鏡，肉眼不能判斷卵巢腫瘤是否「交界性」。卵巢交界性腫瘤可能發生淋巴結轉移、非浸潤性種植和手術後復發，這些行為類似癌症，但由於惡性度低，治療後5年生存率超過90%。

治療原則是手術切除，無特殊情況下，不需要加用放、化療。

有生育需求的患者，可以行單側或雙側卵巢切除或卵巢腫瘤剝除，只要有正常卵巢組織，交界性腫瘤可以保存生殖能力。

卵巢癌

以下是一個真實的故事。

有一次，我們科來了一名患者，肚子脹得只能後仰端坐，身體瘦弱，完全是惡病質狀態，臉色蒼白沒有血色。她身邊只有一個看護，他自我介紹說是村里幹部，這個患者是個孤兒，沒有家屬，已經跟醫務科聯繫過了，免費住院治療。

她已經33歲了，從小父母雙亡。從少女時代開始，肚子就一天天長大，她的親屬不願花錢讓她看病。這個病是慢性的，也不疼痛，就這樣熬著。如果她沒病，也可能早早就定給婆家做童養媳，有個依靠。可惜，到了結婚的年齡，她的肚子鼓得已經像個孕婦，沒人敢娶她，都不知道是什麼病。

幸虧村裡鄰居照看，她就一個人挺著肚子生活了十幾年，沒讀過書。輕微的農活可以幹，但是重一點的，她一個人沒辦法。這次入院前是她不小心撞到了腹部，她說感覺肚子裡有什麼東西破了，疼痛起來，肚子脹得躺不下去。她去找村里幹部，村里幹部看她嚴重了，縣鄉的醫院不敢收她，就來到了我們醫院。

手術非常艱難，她是雙側卵巢黏液囊腺瘤，已經破裂多次，腹腔種植生長了。清除囊液幾十升，裝滿了幾個大吸引瓶。術後病理顯示已經癌變。病程十幾年，如果早期手術，她現在應該是個健康的人。

術後她如釋重負，肚子終於小了。但是幾天之內腹水又漲滿了，每次只能放一部分，如果放多了，她會一下子出現低血壓。恢復後，做了第一次化療。然後村里幹部又來把她領走了，聽到還要按療程在當地化療，幹部面露難色，勉強答應，拿著病情介紹、化療方案單子走了。

他們後來再也沒來復查過，也不知道後來怎麼樣了。何況她的身體狀態能不能耐受腫瘤的復發和化療的副作用，都很難說。她的癌症已經是晚期，即使化療，生存率也很不樂觀。

她的病程20年，早期是良性疾病，由於不治療，最終變成惡性。如果她早一點來看病，只需要一個普通的卵巢腫瘤剝除，她現在就是一個健康的人，也會有自己的家庭和孩子。很可惜。她父母死得太早，沒人

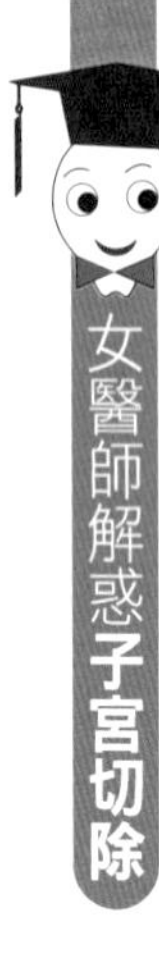

關心她。

卵巢癌是婦女生殖系統第三高發癌症，占23%，但卵巢癌的死亡率在婦科惡性腫瘤中最高。

卵巢癌的早期發現和治療一直是醫學難題。卵巢位於盆腔深部，沒有體表能直接觀察到的症狀，由於卵巢活動性大，腹腔有充足的空間，因此也沒有壓迫牽拉的症狀。而且卵巢癌通過腹腔種植和淋巴轉移，卵巢癌患者首次就診70%已是晚期。

卵巢癌難於早期發現，目前最好的方法就是婦科檢查加超音波檢查，對於卵巢增大的情況，特異性的抗原CA125監測對卵巢癌的診斷和復發監測有意義。

治療方案

早期卵巢癌的治療方案是全子宮加雙附件切除。

晚期的卵巢癌治療非常棘手，要切除全部原發灶和轉移灶，包括全子宮、雙附件、大網膜、腸管、膽囊、脾臟等。肉眼可見的癌灶要儘量清除，無法完全清除的，要減小到1公分以下。同時行淋巴結取樣或清除術。

術後的化療是治療的重要部分，可以進行腹腔化療或者靜脈化療，目的是繼續殺死殘留的癌細胞，預防復發。化療藥物有各種各樣的副作用，嘔吐、脫髮、骨髓抑制、心臟毒性、神經毒性等。因此要採取聯合化療，讓單種藥物用量達到有效的最小劑量，作用疊加，副作用分擔。

成功的手術為化療打下良好基礎，合理的化療作為手術的補充，兩者相輔相成，不可偏廢，目前卵巢癌的術後生存率有大幅度提高。對化療耐藥和復發是患者死亡的原因。

保留生殖功能是所有婦產科疾病要面臨的重大課題。低度惡性的卵巢腫瘤，早期，無轉移，對側卵巢外觀正常——必要時剖視，有條件復診和隨訪者，可以保留子宮和健側附件。對於卵巢生殖細胞惡性腫瘤，由於好發於30歲以下的青年婦女，可以行保留生殖功能手術。待生育完成後，探查是否復發，長期回診，視情況決定是否行子宮及單側卵巢切除術。

晚期卵巢癌累及雙側卵巢，有盆腔轉移者，如果迫切希望生育，可以試用凍存卵子，試管嬰兒是一種選擇。不過，還要尋找代理孕母來完成妊娠和分娩。同時能滿足以上條件的例子，在世界範圍還不多見。

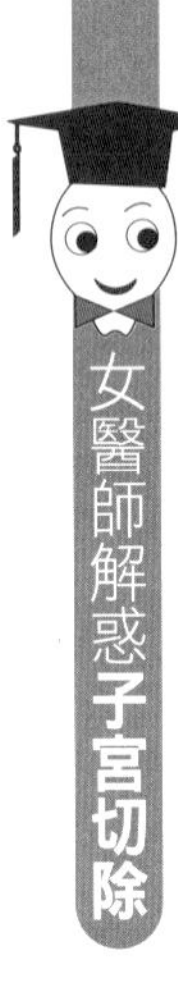

說了這麼多疾病還沒說完——其他原因導致的子宮切除手術

除了上面列舉的發病率高、病因明確、治療方案規範的疾病外，還有一些情況會導致子宮切除手術。

從前有一段時間，智力嚴重低下的女孩，由於月經失調容易造成失血性貧血，同時懼怕非意願懷孕的風險，家長或福利機構的監護人員會送她們來醫院做子宮切除，起到一種保護作用。但目前子宮內膜切除就可以達到停止月經和造成術後繼發不孕的結果。因此，在大部分地區，不需再接受創傷更大的子宮切除手術。

原因不明的慢性盆腔疼痛，一部分患者最終要進行子宮切除手術，術後對疼痛緩解的效果很好，這種情況並不少見，但是這種疾病的發病機制尚不清楚。

各種少見的良、惡性腫瘤，有的全世界報導只有幾十例，不在本書裡面一一詳細列舉。

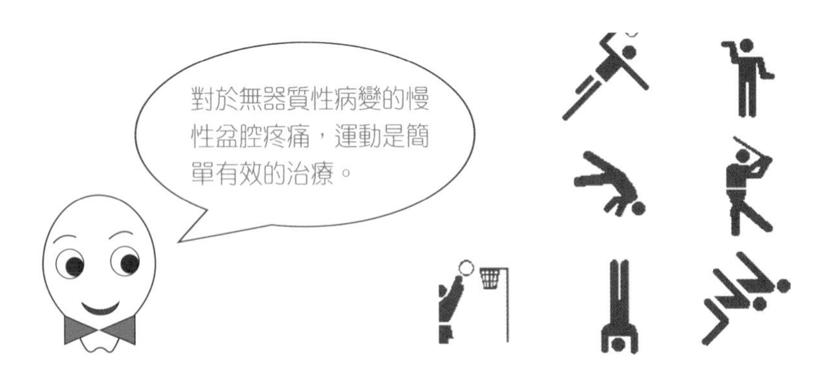

還有預防乳腺癌復發的卵巢去勢手術和家族性乳腺癌——卵巢癌綜合症基因攜帶成員，要做預防性的手術。

慢性盆腔疼痛

又稱為「心理性慢性盆腔疼痛」，或「功能性慢性盆腔疼痛」，是一種心理-軀體綜合症，大部分患者並沒有肉眼可見的病變。這類患者往往合併有焦慮、多疑、抑鬱、失眠和人格障礙。

慢性盆腔疼痛沒有明確病因，但已經發現與精神因素相關。比如，一半慢性盆腔疼痛的患者有過創傷性的性經歷，如被猥褻、騷擾、強暴等，尤其是童年有過此類經歷。超過一半的慢性盆腔疼痛患者，有婚姻不幸和性功能障礙，但其間的因果關係不明，也就是說：很難說是慢性盆腔疼痛導致婚姻和性功能問題，還是婚姻和性功能問題導致慢性盆腔疼痛。

慢性盆腔疼痛患者長期依賴止痛藥和麻醉藥，容易形成藥癮。因此專家建議，減少鎮痛藥用量，增加抗抑鬱藥效果更好。

腹腔鏡是對慢性盆腔疼痛檢查和治療的最佳方法。首先可以檢查患者有無各種致命性的癌症，或者子宮內膜異位灶、慢性炎症造成的粘連、結核、腸粘連、蛔蟲病等。其次，可以行鬆解盆腔粘連、盆腔神經去除和子宮切除術。

鬆解盆腔粘連能緩解60%的慢性盆腔疼痛，骶前神經根去除術能緩解超過65%的慢性盆腔疼痛，但部分患者術後出現尿急和排便困難。

有超過10%的難治性、頑固性慢性盆腔疼痛患者，最終選擇子宮切除手術，大部分為全子宮雙附件切除，術後有80%的其他治療方法失

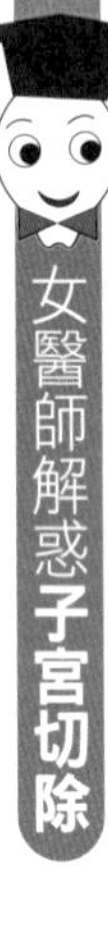

敗的患者得到疼痛緩解。手術儘量選用腹腔鏡，不遺留能引起患者新的疼痛、敏感、焦慮的腹壁瘢痕。

最安全最積極的療法：熱敷和按摩對慢性盆腔疼痛療效比較好，無副作用。家庭-社會支援治療能改善部分患者疼痛和憂鬱、緊張的精神狀態，但有這種疾病的精神層面，有很多在人格形成過程中產生的偏執、淡漠、歇斯底里等負面情緒非常頑固，很難干預。

運動對慢性盆腔疼痛的改善強於藥物治療，運動能讓大腦內啡肽釋放，能在中樞層面緩解疼痛，抗抑鬱，運動對健康的身體和精神狀態都有幫助。

其他惡性腫瘤

55歲的許女士，一直有慢性盆腔炎症、雙側輸卵管積水、急性感染期積膿，經常需要住院吊點滴治療，身體虛弱。

停經後7年，突然出現陰道陣發性排出液體，有時為淡血性，有時為淡黃色，量較多，經常能打濕內褲，伴隨著腹部痙攣樣疼痛。她來到醫院就診。

盆腔檢查仍然符合慢性炎症改變，影像學檢查未發現占位性病變，但是在陰道穹隆取液體標本中，顯微鏡下發現了癌細胞。原來，徐女士患了一種很罕見的婦女生殖系統惡性腫瘤——輸卵管乳頭狀癌。

許女士接受了全子宮、雙附件加上盆腔腫瘤細胞減滅術，術後加用了化療抗腫瘤藥物治療。

除了上面說的常見婦女生殖系統疾病外，一些罕見的疾病也需要子宮切除手術治療。輸卵管癌發病率僅為婦科惡性腫瘤的1%，非常罕見，極易誤診。

其他惡性腫瘤有陰道癌、陰道橫紋肌肉瘤、腹膜惡性腫瘤、子宮肉瘤、黑色素細胞瘤等，需要做包括子宮切除在內的癌症根治手術治療。

外陰癌也是婦女生殖系統比較常見的惡性腫瘤，不過，外陰癌有特定的手術範圍，通常不需要子宮切除治療。

去勢治療和預防手術

石女士今年46歲，最近她住院接受了全子宮雙附件切除手術。為了這個手術，她請了3個月的病假。但她的子宮和卵巢沒有任何病變，她為什麼要這樣做？醫生又為什麼同意為她實施這樣的手術？

原來她剛剛接受了乳腺癌根治手術，術後病理和免疫組織化學檢查顯示，癌細胞中雌激素受體呈陽性。體內的雌激素易造成癌灶的復發和轉移。可以通過口服GnRH藥物來降低雌激素水準，或通過放療照射破壞卵巢，也可以選擇手術切除的方式。石女士選擇用手術的方法來切除子宮和雙側卵巢。

因為石女士的母親在她10歲時死於乳腺癌。家族內還有一位親屬患子宮內膜癌。她本人非常擔憂癌灶復發或罹患子宮內膜或卵巢惡性腫瘤，因此選擇卵巢去勢手術和子宮預防性手術。

像石女士這樣的患者臨床上並不少見。乳腺癌是世界範圍內婦女最高發的癌症，手術後的內分泌治療對於尚未停經的婦女，卵巢功能抑制/去勢是首選的內分泌治療。

去勢方法可以選擇手術方法，放射線照射破壞卵巢，或者藥物去勢。但治療乳腺癌的首選藥物——他莫昔芬又能增加子宮內膜癌的發病率。石女士有女性親屬罹患此病，也有親屬因乳腺癌死亡，因此她選擇手術去勢——切除子宮和卵巢。

還有一種情況稱為：乳腺癌-卵巢癌綜合症。乳腺癌患者，家族一、二級血親中有兩位以上患有卵巢癌，為遺傳性乳腺癌—卵巢癌綜合症家族。其家族還可能高發消化道癌、子宮內膜癌、前列腺癌等。家族性乳腺癌—卵巢癌綜合症的一級親屬，患卵巢癌的機率為40%~50%。現在，科學家已經定位了此家族綜合症的遺傳基因，為常染色體顯性遺傳，並且已經可以經過血液檢測。

乳腺癌—卵巢癌綜合症家族的成員，建議在生育後，或35~40歲，行全子宮雙附件預防性切除。由於卵巢癌發病與排卵引起的卵巢表面不斷增生、破裂和修復相關，生育期應用抑制排卵的口服避孕藥。此家族成員需要終生檢測癌症。

第三章

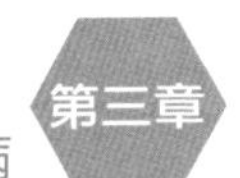

未雨綢繆，健康長壽——關於婦科惡性腫瘤的防治

我國城市前三位死亡原因依次是：惡性腫瘤、腦血管病、心臟病；鄉村的前三位死亡原因依次是：腦血管病、惡性腫瘤、呼吸系統疾病。可見惡性腫瘤對生命的威脅是極其巨大的。

我們經常會在不同的場合，談論到一些親戚或熟人是如何死於癌症，談論起他們治療過程的痛苦，和後來因為癌症轉移，復發而死；每個人談到癌症晚期的疼痛、衰竭，都不寒而慄。

有人目睹了癌症患者的治療和死亡過程後，發出感慨：「如果我得了癌症，就拿錢出去旅遊，做自己想做的事，完成自己未完成的心願，但是絕不治療。」這種觀點對嗎？

我們也經常有同事或熟人，他們去了醫院，但是對病情緘口不談，只有小道消息傳言患者所患的是癌症，患者經過一段時間的消沉後，慢慢恢復了正常生活，而且十幾年安然無恙。他們是僥倖？還是根本就沒有癌症？

導致人類死亡的疾病中，惡性腫瘤排在第一位。
惡性腫瘤
心血管病
腦血管病

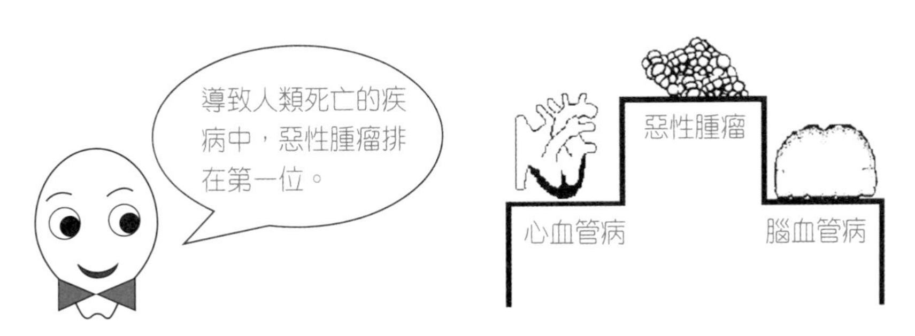

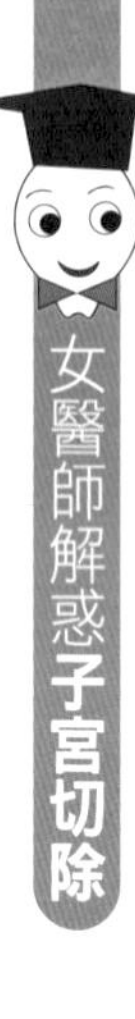

我們經常聽到一些論點：「癌症本身不可怕，患者都是被醫生的診斷嚇死的。」「癌症做了手術就會擴散，手術-放療-化療是加速癌症患者死亡的三部曲。」這些論點到底有沒有道理？科學工作者對癌症的攻克到底做到哪一步了？

癌症就意味死亡嗎？

癌症並不代表死亡，不要用幾十年前的觀點看問題。現在影像技術和病理技術的發展，讓癌症的早期診斷方面取得了巨大突破，各種癌症的治癒率都有大幅度上升。取得突破的主要原因就是早期發現和正確的分期。

我們常用五年生存率來表達惡性腫瘤的治療效果。癌前病變和原位癌是在顯微鏡下發現細胞出現異常，這個時期發現、治療後，五年存活率超過95%，一些疾病接近100%。

癌症早期，用羅馬字母Ⅰ來表示，一般表示癌灶局限在原發器官內（宮頸和子宮體算作兩個器官），這個時期就診，術後五年存活率80%~90%。也就是說，很大部分患者都能繼續生存。

用羅馬字母Ⅱ來表示的期別，是指癌灶已經向鄰近組織器官擴散。這個時期手術後存活率50%~60%，一半患者仍然能存活。

Ⅲ期和Ⅳ期腫瘤擴散範圍更廣，分別是擴散全腹和遠處轉移。這屬於癌症晚期，積極治療後存活率也能達到30%和10%左右。

因此可以看出，癌症的早期治療，按期回診，可以不影響預期壽命和生活品質。現在，有很多老年婦女都是經過宮頸癌、子宮內膜癌或卵巢癌手術後的，術後已經存活了十幾年，沒有復發跡象。即使是晚期癌症，經過手術、放療、化療綜合治療，也有一定的存活率。

影響腫瘤治療後生存率的因素，除了分期以外，還有幾個重要因素。患者年齡越大，身體越差，併發症越多，影響預後。

病理性質決定治療後存活率，例如宮頸腺癌惡性度大於宮頸鱗癌，Ⅰ期的治療後五年生存率分別是80%和60%；Ⅱ期治療後的五年生存率分別是61%和47%。高分化癌更接近正常組織，術後復發轉移少，預後好於低分化癌。

患者的精神狀態：如果患者非常恐懼、情緒低沉、絕望，術後不能正常補充營養、進行術後康復，也會影響預後。

怎樣防治婦科三大惡性腫瘤？

最好的醫術是預防和早期治療，預防和早期治療成本最小，對人的健康益處最大，對於惡性腫瘤尤其要重視早期的防治。

婦科惡性腫瘤的早期診斷、合理進行早期治療是提高婦科惡性腫瘤生存率，改善患者生存率的最有效策略。

如果能做到每6個月常規檢查一次婦科，進行婦科查體、宮頸抹片和超音波檢查，幾乎能全部發現所有的早期婦科惡性腫瘤和幾乎其他全部婦科疾病。但要所有的婦女都自覺地每6個月檢查一次婦科，目前來說是不可能實現的。即使經濟條件允許，有很多婦女也並不願意在沒有什麼不舒服的情況下去看婦科。因此，「高危人群」這個概念就至關重要。

子宮內膜癌的高危人群：肥胖、高血壓、糖尿病、不孕或不育、囊卵巢綜合症及停經延遲婦女，近親家族中有子宮內膜癌患者，長期應

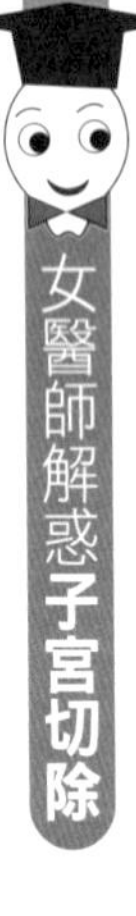

用雌激素的停經後婦女。

卵巢癌高危人群：未婚、未育、晚育、初潮提早、停經延遲、母親或姐妹有卵巢癌病史者，經常食用動物脂肪、油炸食品或吸煙婦女。

宮頸癌高危人群：性生活過早的婦女，多孕早產的婦女，自身有多個性伴侶或配偶有多個性伴侶的婦女，曾經患有生殖道人類乳突病毒、有宮頸癌前病變的婦女。

對於高危人群，採取保險套避孕避免HPV感染、減肥、低脂飲食、口服避孕藥或戴含孕激素的宮內節育器、戒煙等良好生活方式能減低罹患癌症的機率。

宮頸癌的篩查以細胞學抹片、病毒檢查、陰道鏡為主，宮頸癌前病變發展到宮頸浸潤癌平均需要10年的時間，因此宮頸癌的防治方法目前是可靠的。

子宮內膜癌的高危人群，婦科查體和超音波檢查子宮內膜厚度是基本篩查，對於異常出血的患者，尤其是停經期後，子宮內膜取樣進行病理檢查能夠確診。

對於卵巢癌，影像學診斷至關重要，包括超音波、CT、磁共振。但很多人並不願意頻繁地接受影像學檢查，如果「抽血」就能檢查出來病情，患者比較容易接受。的確有一種特殊的腫瘤標誌物——CA125，對卵巢的敏感性和特異性都很高，是卵巢癌篩查和監控的重要指標。

惡性腫瘤能用微創手術治療嗎？

微創方法治療惡性腫瘤是醫學發展的趨勢，對提高患者的生存率及生活品質非常重要。隨著器械的進步以及手術技術的提高，適應症將不斷拓展，併發症將進一步降低，腹腔鏡用於婦科惡性腫瘤的治療有逐漸增加的趨勢。

腹腔鏡下治療惡性腫瘤的優勢主要是損傷小、切口微、疼痛輕，而傳統開腹手術要做長達30公分以上的繞臍切口。腹腔鏡手術視野開闊，適合診斷、評估、取樣，獲得更準確的腫瘤臨床分期及分化程度，以便恰當地選擇術後輔助性治療的方法。術後粘連少，對腸道干擾小，因此，患者更容易耐受術後的放、化療。

目前，腹腔鏡手術用於治療子宮內膜癌、宮頸癌的臨床效果已得到了證實，術後生存率與傳統開腹手術無差別。但對於卵巢癌的腹腔鏡手術治療仍有爭議，目前只適用於交界性或早期卵巢癌或卵巢癌開腹手術後的再次探查。

不過，要考慮到目前能夠實施腹腔鏡下婦科惡性腫瘤手術的醫院都是技術先進、設備完善的最高級醫療機構。多數婦科惡性腫瘤的手術複雜、難度大，術後併發症的發生率相對較高，對手術醫師的技術、經驗有較高要求，器械及材料費用也相對較高，普及推廣尚有不小的難度。

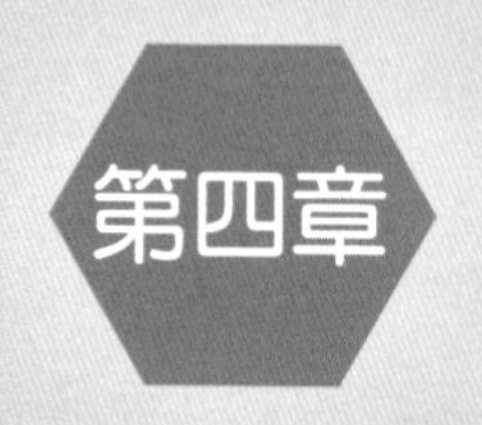

術前準備

術前準備就是要採取各種措施，讓患者的身體最接近生理狀態，以便更好地耐受手術。

患者入院後要在短時間內接受身體檢查、病史採集、術前談話、簽署手術知情同意書、接受手術，恐懼和不安是常見的心態。手術的順利進行和康復更離不開患者能夠心情平靜地接受手術，積極配合醫護人員，有信心度過手術和術後的創傷期。所以瞭解術前準備階段的每一步驟有很重要的意義。

手術前，醫生護士又有哪些常規操作？患者要做哪些準備？瞭解這些，對適應醫院環境、舒適就醫很有幫助。

透露一些題目——醫生要問你什麼？

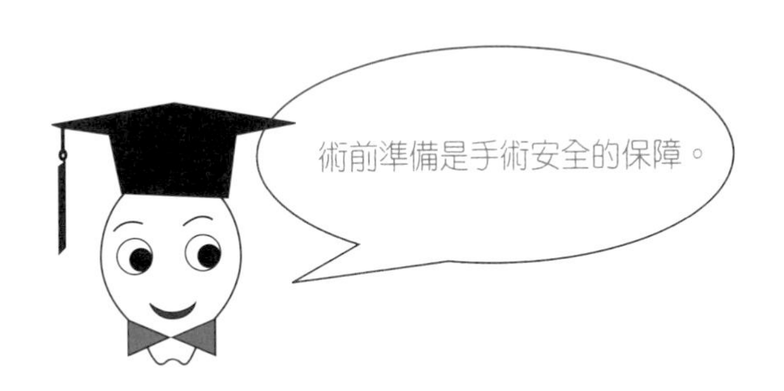

醫生為患者做手術前，要詳細詢問關於患者的一系列情況，這個過程叫做「病史採集」。患者為了自己的健康，一定要如實、準確地告知醫生所有的資訊。

對於自己的疾病，在醫生詢問前事先有所準備，不僅能節約時間，還能讓患者的自然情況、疾病發展過程一目了然，對疾病的正確診斷和處理提供依據。

自然資訊：包括姓名、性別、年齡、婚姻、職業、國籍、入院日期等。如前所述，患者年齡是決定手術範圍的重要參考因素；家庭住址和聯繫電話也很重要，術後病情隨訪也是治療的一部分。

主訴：簡單明瞭地列舉主要症狀及其持續的時間。醫生要瞭解病患前來就醫的主要原因和持續時間，比如「痛經10年，加重6個月」，「月經過多5年，淋漓不斷20天」。主訴的特點要簡明扼要，突出主題。

現病史：病史的主要部分。要說明起病的誘因、病情緩急、症狀

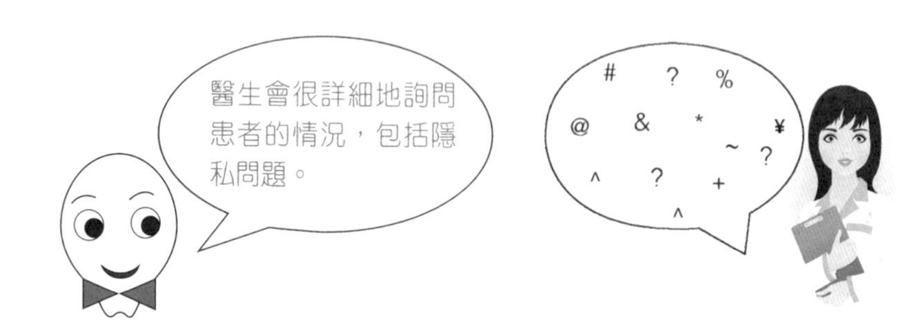

的特點，出現的具體時間、部位、性質、持續的時間和程度，有無伴隨症狀，疾病發展與變化過程，曾否經過治療及其具體治療措施、治療效果及反應等。

對有鑒別意義的有關症狀，即使為陰性也應寫入現病史中，例如：無肛門墜痛——與宮外孕鑒別；無轉移性疼痛——與闌尾炎鑒別。此外，還需問明患者的一般情況，如飲食、睡眠、二便、精神狀態、體重變化等。

月經史：初潮年齡、月經週期及經期持續時間，最後一次月經時間，經期和經量是否正常。所有婦產科患者就醫都要考慮是否妊娠或與妊娠有關，這一點很關鍵。

婦科大部分手術操作都不適合妊娠婦女，如有妊娠，患者和家屬對此胎的取捨態度，如果保留胚胎，則不能進行一些對胚胎有害的治療和檢查。子宮切除手術也要儘量避開月經期。

婚育史：患者是否已婚，婚次及每次結婚年齡，是否近親結婚。足月產、早產及流產次數以及現存子女數，有無宮外孕或葡萄胎病史。採用何種避孕措施及效果，男方健康狀況。對於子宮切除手術，婚育史是指導手術範圍和生育功能保留的重要參考依據。

既往史：既往健康狀況。曾患何種疾病，包括呼吸、循環、消化、內分泌、血液、泌尿、神經等系統的疾病。有無結核、肝炎、性病等傳染病及其接觸史。有無外傷、手術史及輸血史。有無藥物過敏史，何種藥物過敏，過敏症狀如何，包括皮試過敏也要說明。預防接種史。

家族病史：自己的父母是否健在，有何慢性疾病，有無家族高發遺傳病。自己的母親、祖母、姨母、姑母、姐妹是否有類似疾病，治療和預後情況如何。對於家族性高發的婦科疾病，有血緣關係的親屬患病情況和預後很有參考價值。

例如，患者母親和其他女性親屬患有子宮內膜癌，甚至死於子宮內膜癌，那麼對患者的子宮內膜癌前病變要採取積極措施，而不適用觀察、保守治療。

個人生活史：生活嗜好、衛生習慣、居住環境、工作性質、平素性情、夫婦感情等。例如，如果患者有酗酒、吸毒的行為，有可能對一些麻醉劑耐受，麻醉師會考慮改變麻醉藥物的類型和劑量。

如果有過疾病住院治療的歷史，一定要帶好前次住院的出院小結。有手術史，一定要帶好病理報告。

隱瞞病史的後果會很嚴重。曾經有一位女患者，她在少女時期因為壞死性胰腺炎而失去了分泌胰島素的功能，完全依賴注射胰島素。她為了能有正常的愛情和婚姻，向丈夫隱瞞了自己的病史，在接受剖腹產手術前也沒有向醫生說明。結果胰島素用量無法準確把握，劇烈的血糖波動讓患者幾次處於非常危險的高血糖和低血糖狀態，幾乎危及生命。後來她母親偷偷向醫生說明了情況，才把血糖穩定下來，順利痊癒出院。

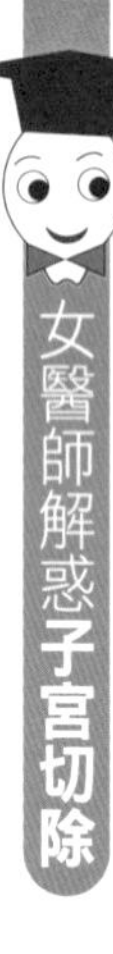

全身情況如何——系統回顧

有些女性經常會有身體不適症狀，卻一直不去醫院看病，因此她們自己也不瞭解自己是否有一些未診斷的疾病。

那麼，如果有下面這些症狀，請跟醫生說明，這些症狀可能隱藏著影響手術中生命體徵和癒後的疾病，如果有，手術前要進行相應的專科會診和治療，確保手術的安全。

感覺器官：有無視物模糊，耳聾耳鳴。

眼底動靜脈是全身微血管病變唯一能直視觀察的，通過觀察眼底能知道全身微血管的情況；耳聾耳鳴可能是聽覺神經的退化，也可能是中樞神經病變，不僅提示疾病，而且聽力不良可能會影響醫患溝通，影響患者表達一些不適及訴求。

呼吸系統：有無長期咳嗽咳痰、聲音嘶啞、咳血、胸悶、低熱盜汗。

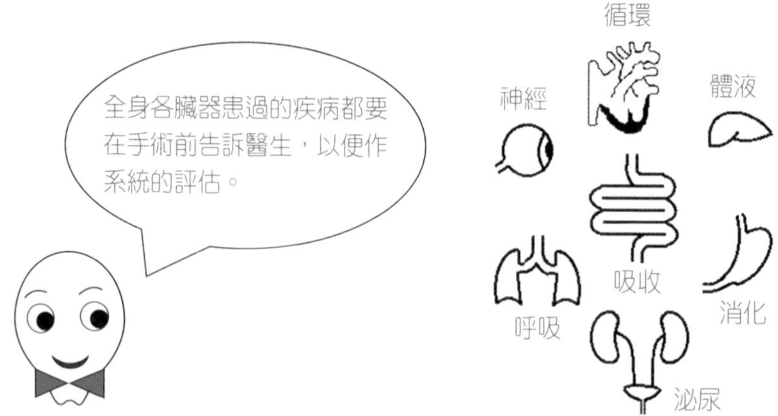

慢性的咳嗽咳痰常見於慢性支氣管炎、支氣管擴張。咳血可能是空洞性肺結核或者肺癌。低熱盜汗要警惕結核病。導致胸悶的疾病很多，除了呼吸系統的疾病，還常見於心衰，可以通過時間肺活量來測定肺功能，判斷是否能耐受手術。

循環系統：有無突然暈厥、胸痛、心前區痛、心悸氣短、口唇青紫。

暈厥是大腦供血不足的表現；胸痛和心前區痛要警惕動脈粥樣硬化導致的心絞痛；心悸氣短、口唇發青常見於心臟和呼吸系統疾病，尤其是心臟瓣膜病變，常見為風濕性心臟病導致的心臟瓣膜狹窄或關閉不全。

消化系統：有無長期反酸噯氣、黑便、吞嚥困難、稀便、黃疸、食欲缺乏和腹水。

長期反酸噯氣要考慮慢性胃炎；黑便是消化道出血的症狀；吞嚥困難見於食管腫瘤；稀便是腸道疾病表現。黃疸、食欲缺乏和腹水要警惕肝臟疾病，肝臟是人體最大的化工廠，血漿中的多種運載蛋白和凝血因數都由肝臟製造。

泌尿系統：有無尿頻、尿急、尿痛、血尿和乳糜尿。

尿急、尿頻、尿痛是膀胱尿道炎症的表現，子宮切除手術會進一步干擾膀胱及尿道功能，因此在泌尿系統有急性功能失調的時期不宜進行手術。血尿和乳糜尿是腎臟疾病的表現，腎功能對術後體液平衡和藥物代謝排出有重要的作用。

內分泌系統：有無多飲、多食、多尿，畏熱、多汗，心悸，消瘦。

糖尿病能降低術後白血球的殺菌能力和組織癒合修復能力，因此術前必須調整血糖在正常範圍；甲狀腺是人體代謝調節的重要器官，有

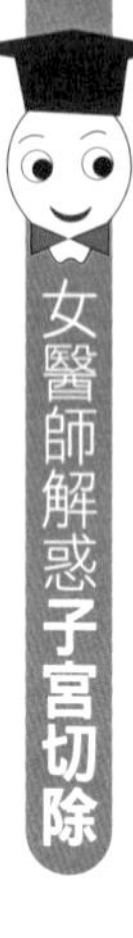

甲亢、甲低的患者都應調節體內甲狀腺激素水準在正常範圍。

血液系統：有無全身出現瘀斑、瘀點，肝、脾及淋巴結腫大，骨骼痛等。

凝血功能障礙是手術的禁忌症，會導致患者術中大出血，嚴重可導致失血性休克，甚至死亡。貧血、白血球減少都不宜手術。如果是急診手術，先輸注血液製品，糾正貧血及低血小板狀態。

運動系統：有無肢體肌肉麻木、疼痛、痙攣、萎縮、癱瘓，關節疼痛等。

運動系統的疾病可能是中樞運動神經病變導致。骨關節病常見病因為免疫性疾病，如風濕、類風濕關節炎，僵直性脊柱炎，系統性紅斑狼瘡，長期可引起關節變形，關節外的肌肉也可能發生痙攣和萎縮，導致功能受限。

神經系統：有無頭痛、頭暈，失眠、嗜睡，智力減退，抽搐，一過性肢體感覺運動缺失。

有以上症狀者需要警惕腦動脈粥樣硬化引起的供血不足，由於腦血管病變部位不同，累及大腦不同區域，小腦、腦幹位置不同，可能產生不同的症狀。神經系統症狀的產生原因也可能是顱內占位病變。有癲癇病史的患者要控制穩定，近期無發作的情況下才能接受手術。

精神系統：有無焦躁、幻聽、幻視、認知障礙、定向力障礙。

手術是有創的治療，創傷會加重患者的精神症狀，所以有精神系統疾病的患者要在控制穩定的階段實施子宮切除手術。

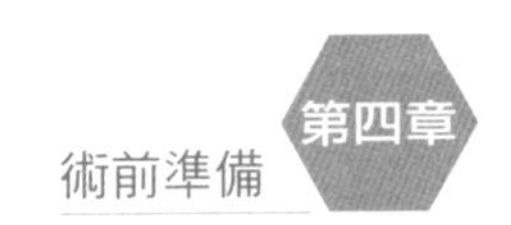

查看是否適合手術——術前檢查

決定手術後，要進行一系列術前檢查：對患者的全身情況有足夠的瞭解，充分判斷患者能否耐受手術。

趙女士因為黏膜下子宮肌瘤進入醫院，準備接受子宮切除手術。入院後她頻繁地被護理人員帶領著去各個輔助科室照各種片子，做各種檢查。護士小姐用幾種顏色的管子抽了血樣去送檢。幾名醫生輪流為她做了檢查、會診，然後又做了宮頸抹片和刮宮。

趙女士一整天忙暈暈的，第二天收到了帳單，她更暈了，裡面有一項「梅毒抗原檢查」格外刺眼。她想知道，入院手術前到底都要做哪些檢查，自己是良家女子，為什麼要檢查梅毒？

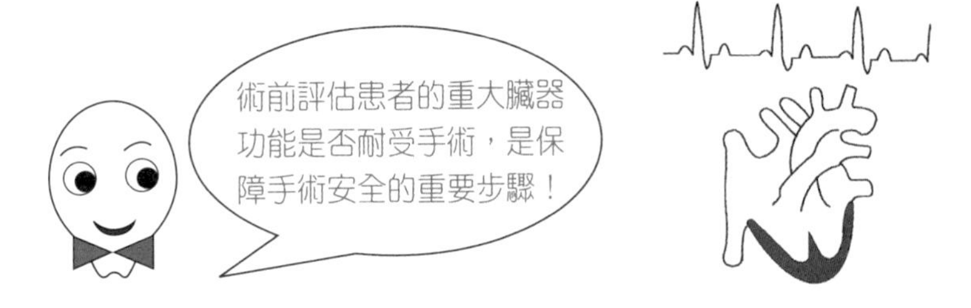

手術前查體

子宮切除手術前，首先要進行身體檢查，包括：體溫、呼吸、脈搏、血壓、神智狀態，頭部、心肺、腹部、四肢和神經反射。

盆腔檢查：手術醫師要通過雙合診和三合診來瞭解盆腔的狀況。

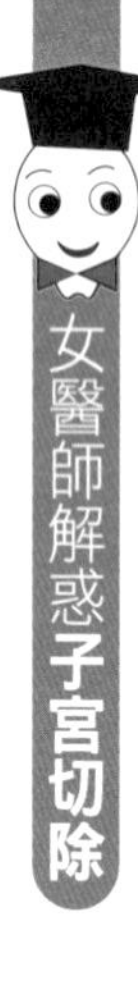

子宮、附件位置，腫瘤大小、質地、活動度，盆腔是否有觸痛，是否有嚴重的粘連，直腸、膀胱等鄰近臟器的狀態。

這一步檢查對於手術醫生非常重要，事先對手術的難度進行判斷，如果粘連嚴重，或腫瘤生長部位離近輸尿管、大血管，手術醫生會提前有所認識，作好充分的準備。

婦科影像學檢查

其次為影像學的檢查，超音波是婦產科最常用的影像學檢查方式。超音波用以進一步確認婦科醫生對盆腔狀態的評估，同時超音波檢查也是手術的客觀依據。比較人性化的醫院，可以讓患者通過螢幕或照片親眼看到自己的腫瘤或增生物。這對手術前的心理準備很有好處。

惡性病變還要做盆腹腔的CT、磁共振檢查，如有條件可以做淋巴造影。精確定位腫瘤侵犯的範圍、轉移情況，以便準確進行腫瘤分期和分級，確定手術切除範圍。制定後續的放化療方案，估計預後生存情況。

術前估計有消化道轉移的患者，要做鋇餐、胃鏡、腸鏡，充分估計消化道受累情況。

血液化驗檢查

血、尿常規，肝腎功能、血糖、血型、凝血四項，老年人要檢查血脂。這些檢查全面反映患者身體重要器官功能，能否適應麻醉和手術的創傷和修復。

然後要檢查心電圖，胸部正位X光片：如果合併有內科疾病，要權衡利弊，在治癒內科疾病後再行外科手術。手術是創傷性治療，術中麻醉、出血，術後的癒合都依賴於其他器官系統的功能。例如，糖尿病患者術後發生盆腔感染、切口感染、敗血症的可能性很高，癒合能力差。一定要先控制血糖，維持血糖正常一段時間後再行子宮切除手術。

血液傳染性疾病篩查

所有有創的操作，不僅手術，包括內視鏡、穿刺，都要進行血液傳播疾病化驗檢查，包括梅毒、愛滋病、肝炎系列。如有感染，其病房和手術室都有特殊的消毒隔離，敷料器械需要單獨特殊處理，以免與其他患者交叉感染或傳染醫務人員。

腫瘤標記物檢查

很多婦科腫瘤有特異性的標誌物。如卵巢癌的標誌物CA125、妊娠滋養細胞疾病的標誌物HCG。術前要檢查血液中標誌物水準，術後和今後的復診也要檢查標誌物的水準，作為腫瘤治癒或復發的依據。

術前病理篩查

還有兩項病理檢查，即宮頸刮片、子宮內膜活組織檢查：因為良性疾病，如子宮肌瘤、腺肌瘤、功能失調性子宮出血、子宮脫垂、慢性炎性疾病而欲行子宮切除手術者，術前需要排除宮頸和子宮內膜的早期惡性腫瘤。如果在宮頸刮片和子宮內膜活檢中發現了惡性病變，需及時制訂擴大手術範圍的方案，一次手術解決儘量多的婦科問題，不要因為忽視了這兩項檢查而在短時間內進行兩次手術。

術前檢查非常重要。身體檢查是患者所患疾病和身體狀況的第一手資料，對醫生診斷和治療方案制訂起決定性作用。化驗檢查和影像檢查是客觀依據。在很多情況下，即是在術前檢查時發現了糖尿病、血小板減少，而患者本身尚不知曉，如果盲目手術，極易發生術後感染、出血。很多患者對術前篩查「B肝、梅毒、愛滋病」幾項頗有微詞，認為「我沒有感染，不需要檢查」，對於檢查出陰性結果就認為「浪費錢」。但是，對於血液傳播疾病進行篩查，避免醫源性傳播，是開展有創傷性檢查和治療的基本原則。

通過這些檢查，不僅要瞭解將進行子宮切除手術的疾病本身，而且對患者的全身情況有足夠的瞭解，查出可能影響整個病程的各種潛在因素。這些因素包括心、肺、肝、腎、內分泌、血液、免疫系統功能以及營養和心理狀態等。詳細詢問病史，全面進行體格檢查，除常規的實驗檢查外，還需要進行一些涉及重要器官功能的特殊檢查，以便發現問題，在術前予以糾正，術中和術後加以防治。

術前檢查後，患者可以分為兩類：

1.耐受力良好：指患者的疾病對全身的影響較少，或有一定影響，但易糾正；患者的全身情況較好，重要器官無器質性病變，或其功能處於代償狀態。術前只要進行一般性準備。

2.耐受力不良：多數情況下為老年患者、惡性腫瘤患者、慢性疾病患者，而且已經對全身造成明顯影響；患者有全身情況欠佳或重要器官有器質性病變，功能瀕於或已有失代償的表現。這一類患者需做積極和細緻的特殊準備，待全身情況改善後方可施行手術。

把風險降低到最小——術前準備

主要包括心理和生理兩方面。

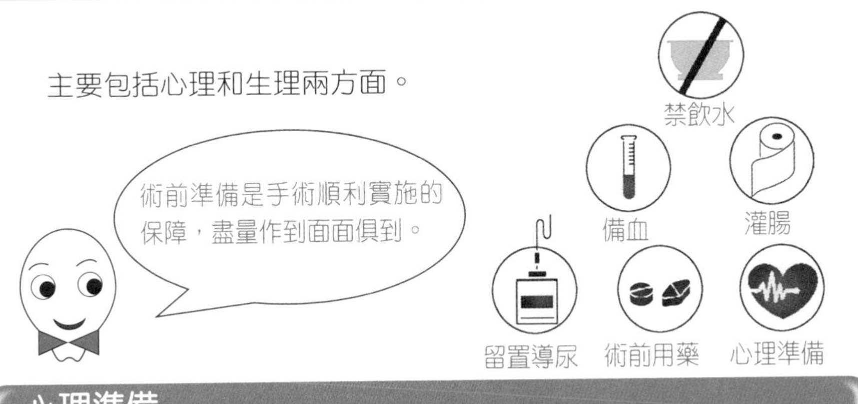

心理準備

恐懼、緊張、焦慮等情緒，手術及預後有顧慮，手術的必要性、可能取得的效果，手術的危險性、可能發生的併發症，術後恢復過程和預後，以及清醒狀態下施行手術因體位造成的不適等，以恰當的言語和語氣，對患者做適度的解釋，取得患者的信任和配合，也應就疾病的診斷，手術的必要性及手術方式，術中和術後可能出現的不良反應、併發症及意外情況，術後治療及預後估計等方面，向患者家屬做詳細介紹和解釋，取得患者家屬的信任和同意，協助作好患者的心理準備。

身體準備

皮膚準備：要進行手術區皮膚的準備，患者先洗澡。然後，經腹

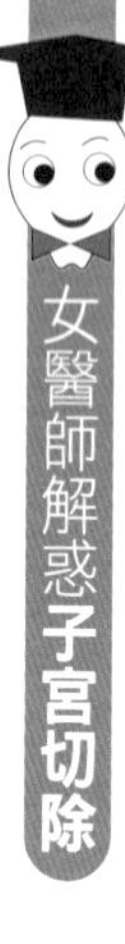

手術，需要將腹部的體毛從劍突下，兩側到腋前線，包括陰毛全部剃淨。需要陰部準備的還要包括外陰、肛門、雙大腿上半部。因為這些體毛能隱藏細菌，讓病原微生物躲過術前碘和乙醇的消毒。但是也有學者提出，剃除體毛也會造成表皮的損傷，造成皮膚感染，因此建議不剃除體毛，直接消毒皮膚。不同的醫療機構採取不同的方式，兩者沒有顯著的差別。

清洗陰道：有陰道炎或陰道清潔度檢測不合格者，先用陰道栓劑治療，並復查合格後方可進行手術。常規的陰道準備1~3天，視手術範圍而定，主要方法是用溫水、肥皂液沖洗乾淨宮頸和陰道分泌物，然後用稀釋的高錳酸鉀或碘伏棉球消毒，術前當日清晨，用碘伏紗球擦洗陰道、穹隆、宮頸3遍，然後用甲紫液在宮頸上塗色，作為手術標記。

腸道準備：術前需要減少腸道容量並且殺菌。

一般的婦科小手術常規術前禁食4~8小時，手術前晚用溫肥皂水灌腸2次，排出糞便，清潔腸道。

如果為廣泛子宮切除術、卵巢癌腫瘤細胞減滅術或盆腔粘連嚴重的手術，有可能損傷腸管，要進行3天的腸道準備，術前3天食用熱量和維生素含量較高的無渣飲食，同時口服腸道抑菌藥物，術前禁食8小時，手術前晚清潔灌腸——即肛門排出液為清水為止，這些準備能減少術後腸脹氣，並防止糞便污染手術區域。

導尿：如前所述，膀胱是子宮的近鄰，膀胱充盈狀態下，更容易術中受損，因此留置尿管保持膀胱排空狀態。導尿的另一個好處是直接觀察尿量和尿的顏色，尿量是對全身循環狀態的一個反映；尿色是泌尿系統損傷的第一個徵象。

備血：如果預計術中出血多、時間長，或者廣泛子宮切除手術，需要術前交叉配血備用。尤其是Rh血型陰性患者，如果預計術中出血多，要提前與地區中心血庫聯繫。Rh血型陰性的患者在我國只占漢族人口的千分之二，如果再配合ABO血型，同型者為萬分之一。前不久發生過RH陰性的孕婦終止妊娠手術大出血，因為無及時充足血源供應而死亡，非常可惜。現在，很多醫院都有「自體血回輸」設備，收集手術中患者自己的血液，經過抗凝、清洗、過濾後，回輸到患者體內，這樣既能解決緊急用血的血源問題，又能避免很多異體輸血的併發症。

術中病理：手術中需要做冷凍病理及盆腔淋巴結清除術，預先備標本瓶，跟病理室做好聯繫。

需要取感染物做細菌培養者，術前備培養管，與病原微生物培養檢驗室聯繫，用專門的微生物鑒定培養管封閉標本，檢驗感染部位的病原體並同時行藥物敏感實驗，為術後指導用藥提供依據。

飲食：手術不僅使消耗增加，而且會造成熱量、蛋白質和維生素攝入不足，影響組織修復和創口癒合，削弱防禦感染的能力，因此手術前1~2周要補充營養，糾正偏食。手術前晚進流食，手術當日禁食水。為預防低血糖，如果等待手術時間過長，可以靜脈補充營養。

預防性使用抗生素：手術的出血和創面都是適合細菌的生長繁殖，所以一些手術有必要在術前和術中使用抗生素，細菌接觸到手術部位的組織時，體內已經有一定有效的抗生素濃度，抑制細菌的繁殖，預防術後感染。

需要預防使用抗生素的手術包括：涉及感染性疾病病灶或切口接近感染區域的手術，如盆腔膿腫；估計手術時間長、創面大的情況，如粘連嚴重的盆腔子宮內膜異位症手術；癌症手術，廣泛切除子宮周圍組織，淋巴結清掃以及腫瘤細胞減滅術。

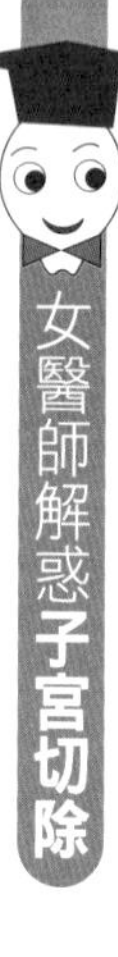

醫生是不是在嚇我——術前談話

42歲的蕭女士在門診發現子宮肌瘤，回診已經5年，近期子宮肌瘤增長過快，出現月經過多，經期長達10天，輕度貧血，同時陰道排液增多，尿頻，每夜都要起來三四次。醫生判斷是子宮前壁肌壁間8公分的子宮肌瘤壓迫膀胱，減小膀胱容量，同時使子宮腔變形，黏膜脫落不均，黏膜感染，出現了以上月經過多和分泌物增加症狀，建議手術。蕭女士忐忑不安地住進醫院。手術前，醫生與她進行了術前談話。

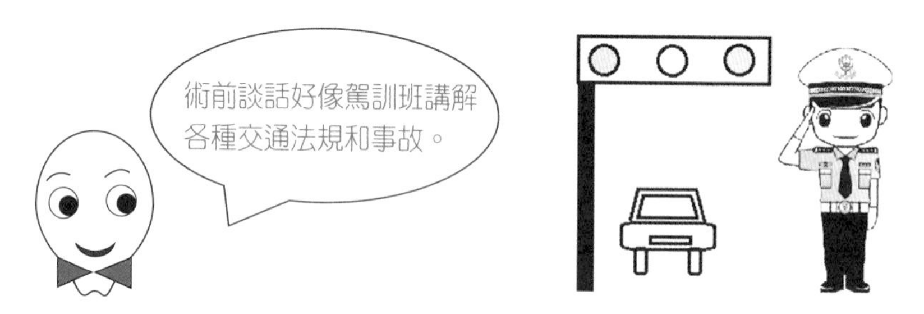

醫：您知道為什麼要做這個手術嗎？

患：子宮長了肌瘤。

醫：不完全是，子宮肌瘤是婦女常見病，多發病，大部分都不需要手術。您是因為超音波檢測肌瘤直徑8公分，子宮超過妊娠3個半月大小，出現膀胱壓迫症狀，月經過多，經期延長，已經出現貧血。因此，具有手術指徵。

患：你這麼一說我就更明白了。

醫：您還有生育的想法嗎？

患：沒有，我的孩子明年就高考了。

醫：治療方案有好幾種，每種都有各自的優點和缺點。

患：請您說詳細一點。

醫：可以做全子宮切除，一次性切除子宮和宮頸，這樣就沒有出血的問題，也不需要每年檢查一次宮頸，治療比較徹底。另一種方案是切除子宮體，保留子宮頸，這樣手術損傷小，手術簡單，但是每年還要檢查宮頸抹片，因為保留的宮頸也有可能發生癌症。還有最簡單的一種方法，就是把肌瘤挖出來，保留整個子宮。

患：我實在不想切除子宮，就挖除肌瘤吧。

醫：可以。肌瘤挖除的缺點就是，在你停經期前，肌瘤有可能復發，術後5年，有一半患者會復發。

患：知道了，還有一半不復發的可能，如果復發，我再來治療。

醫：肌瘤核除後，子宮有瘢痕，如再懷孕或做人工流產容易穿孔。

患：知道了，我不想再懷孕。

醫：術後要嚴格避孕2年，建議你口服短效避孕藥或者用保險套。

患：知道了。

醫：具體手術方法有兩種，可以開腹做，也可以腹腔鏡下做。

患：我選損傷小的。

醫：腹腔鏡損傷小，但是腹腔鏡手術止血的難度更大，不能直接用手摸，遺留小肌瘤的可能性也更大。

患：知道，最大的拿掉，就會好多了吧，我想做沒有刀口的。

醫：如果腹腔鏡手術遇到困難，或有什麼緊急情況，比如不能止血，要中轉開腹。

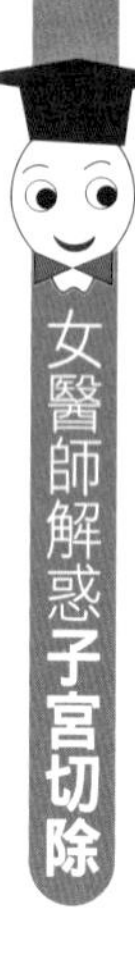

患：知道了，如果腹腔鏡做不下來，再開腹手術，可以理解。

醫：腹腔鏡的手術費用比開腹要增加3千元左右，因為設備昂貴，人員也是專門額外受訓的。

患：知道了，沒關係。

醫：那就這樣決定了，腹腔鏡下子宮肌瘤核除。術後你要嚴格避孕2年，然後每年檢測子宮肌瘤復發和宮頸抹片篩查。

患：知道了。

醫：手術方式決定了，我們再詳細談手術的風險和併發症……

所有的子宮切除手術必須在一定級別的醫院住院實施，手術前，手術醫師都要與患者進行談話。

對於已婚患者，丈夫要參與術前談話、術前風險交代和術前簽字，因為涉及手術導致絕育或終止妊娠時，患者丈夫也有一定的參與決定權。對於未婚者，請其父母參與；未成年人要法定監護人參與。

醫師必須告知患者：她目前的病情分析，為何要對她進行手術，診斷及診斷依據；病情嚴重程度、治療目的；講解手術範圍、手術難度；對術後的估計，預期的療效。要講明手術的風險和併發症以及發生率如何。擬採用的治療及確診方法，其適應症、禁忌症、作用效果、副反應。各種方法的利弊比較，並告知醫療技術的局限性，治療過程中可能出現的問題等，以上治療達到的預期效果、判斷效果的指標包括哪些。

還要告知醫療費用如何。例如，新開展的微創手術，由於需要高檔設備、專門人員配備等，費用較高，而傳統手術，器械簡單，能夠操作的人員多，費用較低。

如果有可選擇的手術方式，要讓患者自己選擇，但是醫生要給出建議，說明原因。患者應儘量按自己的需求願望選擇治療方案。患者有權利從自己的期望、經濟能力來選擇治療方案、方法及選擇醫院、醫生及助手，這就是選擇權。

如果患者表示對手術的顧慮和恐懼心理，對手術尚不明白的地方都可以提問。醫生必須做出必要的解釋，消除患者顧慮。如患者精神狀態不佳，對手術有很大顧慮，不願接受手術，只要不是非常緊急的情況，可以推遲手術，待醫患進一步溝通。

有一則新聞報導，一位孕婦得知胎兒可能是畸形後，從醫院病房7樓跳下，當場身亡。家屬認為，醫生交代病情方式不夠科學和人性化，導致患者心理壓力過大而輕生。

在胎兒重大畸形、婦科惡性腫瘤等將對患者產生重大精神打擊的情況下，如何既保證患者的知情權，又避免對其造成精神打擊，影響治療效果，是很兩難的選擇。

目前常規的做法是先交代給患者的丈夫和最直系的親屬。但如果患者跟家屬的意見不一致，雙方有摩擦，家屬並不按照患者利益最大化的原則來作出決定怎麼辦？這種情況也屢見不鮮。

有一些身患癌症的老人，一方面子女嚴禁醫生告知老人病情，一方面不積極治療，任由患者的癌灶由早期發展到晚期，直至無法醫治。婦女擁有妊娠或終止妊娠的權力，這是法律明確規定的。但患者的丈夫對胎兒性別、胎兒健康狀況、婦女健康狀況的看法角度，與患者本人又有所不同。因此，直接將病情告訴患者，在目前看來，還是最大保護患者利益的方式。

當然，還要顧及患者的精神狀態，如果明顯表現出抑鬱、波動、悲觀、有自殺傾向，還是要慎重，必要時請精神科來客觀判斷，量化患者的精神健康狀況，如果有抑鬱傾向，先給予恰當的治療。

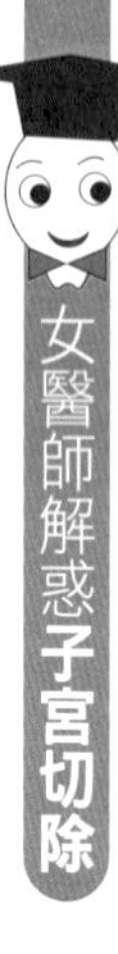

是不是公平的契約——術前簽字

婦產科的辦公室裡傳來一陣喧鬧。一位年輕的男家屬用力地拍著桌子，大聲地對著醫生喊：「你們的術前簽字就是霸王條款！」這是發生在我工作的醫院裡的真實一幕。

這位男家屬拒絕在手術同意書上簽字，他非常激動。他拒絕的理由是：剖腹產是一個常見的手術，為什麼要羅列近十條令人望而生畏的風險和併發症，包括新生兒窒息可能、羊水栓塞、產後出血、子宮切除可能。

他質問：「簽了字，風險都由患者承擔，你們就可以推卸責任了？出現了問題，你們就可以說是患者自己要求手術的。這不是霸王條款是什麼？」

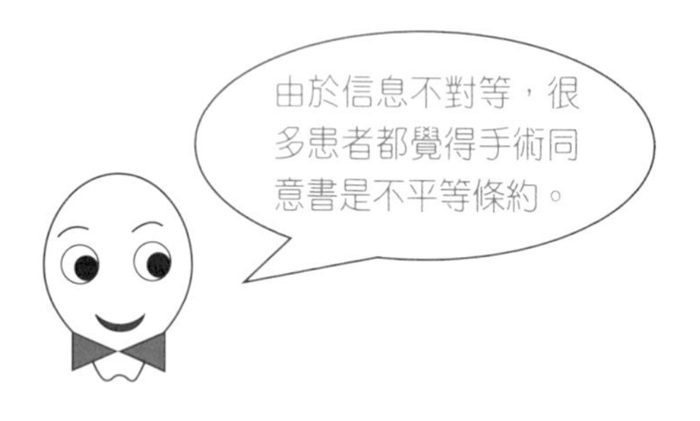

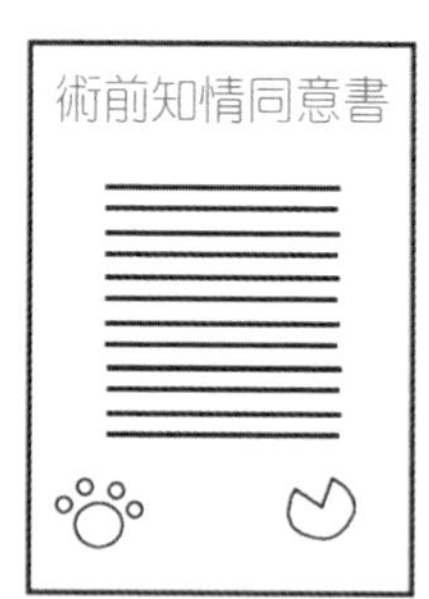

術前簽字要交代一系列手術風險和併發症，如果患者及家屬不簽字接受這些風險的存在就不能實施手術，不論病情如何。這樣看來，術前簽字是霸王條款嗎？

醫生和患者看待簽字的角度肯定是不同的，但是客觀來說，術前簽字也不能算是霸王條款。畢竟醫療就是一種高風險的行為。

即使在發達國家，美國、日本、德國，手術前也是要簽署「知情同意書」的。術前知情同意制度是隨著西醫的引進，一同進入我國的。

術前必須簽署手術同意書。這是一份法律文件，表示患者對手術的一些細節和潛在的風險和併發症已經知情並且理解，患者在經過慎重考慮後決定接受手術。簽署知情同意書不屬於治療範圍，而是屬於醫學倫理和醫學法律中的一個環節。

患者不僅自己要親自簽署，而且手術前還要授權一位家屬，在患者麻醉狀態下，不能正確表達自己意志的時候，代為作出一些決定。這種情況也很常見，尤其是術前不能確診，需要手術中探查的情況。根據術中發現新情況，要更改術前預定的手術方式。當然也包括術中出現失誤、意外、副損傷，需要徵求補救方案選擇的情況。

患者在瞭解手術風險和損傷以及一些後遺症後，可以選擇簽字——同意手術；或者不簽——放棄手術。例如，因功能失調性子宮出血而行子宮切除手術，而患者認為手術風險過大而不選擇手術，還有可供選擇的保守治療方案，如激素治療、子宮內膜移除等。

如果屬於「必須」手術的嚴重疾病，如惡性腫瘤，這種嚴重威脅生命的疾病，是人類死亡率第一的疾病。患者可以選擇的範圍本來就很小，術中、術後風險很高，更加不可以在患者對疾病和治療風險不知情的情況下採取有創傷治療。

那麼，術前簽字是否就能為醫生完全免責？這是判定是否「霸王條款」的另一標準。

術前簽字並不能為醫生完全免責。例如，剖腹產手術前都會交代有子宮切除可能。但如果真的發生了子宮切除，患方可以提起醫療鑒

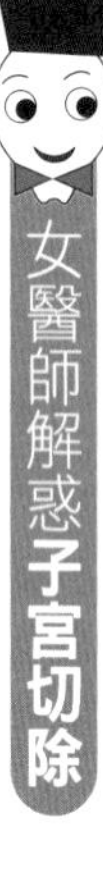

定。如果沒有胎盤植入、羊水栓塞、子宮卒中類似的客觀病理證據，鑒定委員會還是會根據保守治療（止血）是否及時、準確，來判定醫院是否要負擔一定比例的責任。

術前交代過的意外，並不等於醫方就可以不積極處理。例如，術前交代子宮切除術可能發生輸尿管損傷，如果真的發生了輸尿管損傷，醫療鑒定委員會要根據醫方是否及時對損傷作出正確判斷、補救，來判定醫院要負擔多大的責任。

現代社會，越來越法制化，簽署術前知情同意書，是對醫患雙方的制約和保護。

談到這裡，我們該說說患者的基本權利和義務。

患者的基本權利包括：基本醫療權、疾病認知權、知情同意權、保護隱私權、監督醫療權、免除一定社會義務權、要求賠償權。

患者的義務包括：保護和恢復健康的義務、積極配合診療的義務、承擔醫藥費用的義務、支持醫學科學研究的義務。

從這些權利和義務中不難看出，患者在醫療活動中不僅是被動接受的一方，而是積極參與，主動選擇，即接受醫療服務，也為醫學發展作出努力和貢獻的一方。

為了更好地接受手術——患者自己還需要做點什麼？

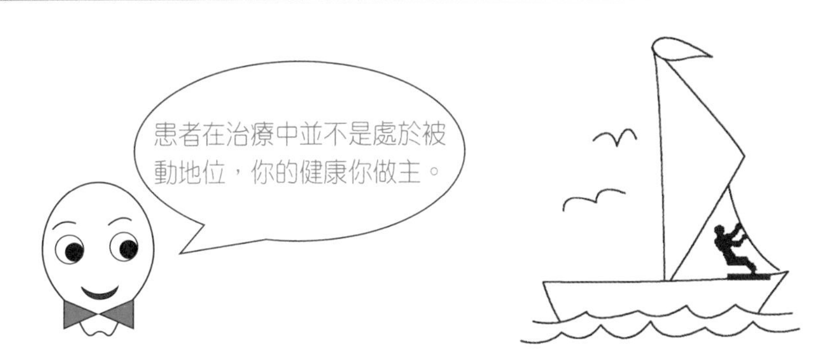

休息：現代社會生活節奏緊張，很多女性都有工作，為了不耽誤工作，很多人在手術住院前還在緊張忙碌地工作。那麼，為了更好地調整生理狀態，手術前一段時間應該避免夜班、出差、倒時差等工作。睡眠不好的女性應用基本的安定類藥物，保證每晚8~9小時的充足睡眠，這對免疫力提升、血壓平穩、調整焦慮的精神狀態很有好處。

戒煙：有吸煙習慣的婦女在接受子宮切除手術前要至少戒煙2周。吸煙不僅會導致患者手術中的呼吸抑制，而且術後咳嗽、肺部感染也不利於患者術後切口癒合和康復。煙草裡的很多化學成分對血液裡的紅血球攜氧、淋巴細胞的免疫功能都有抑制作用。

減肥：過度肥胖是手術的相對禁忌症。肥胖婦女的心肺負擔過重，容易發生術中和術後的呼吸循環衰竭。腹部脂肪過厚的情況下，手術後切口脂肪壞死液化，癒合不良。如果不是非常緊急的手術，應該讓患者減少一定量的脂肪負荷後再接受手術。

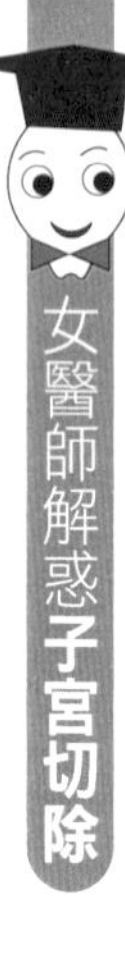

活動義齒：有活動義齒，在圍術期要摘掉，以免脫落進入氣管，造成損傷。各種金屬的首飾要摘下，保存好，以免在手術前忙亂狀態下丟失。不佩戴金屬飾物不僅是手術中無菌要求的一部分，而且以防金屬導電，手術中要應用電刀，如果心律失常的時候還需要電擊復律。

調節飲食：疾病和手術的消息會讓很多患者食欲缺乏，短時間內產生消瘦，這對手術的耐受和術後恢復都很不利。因此，手術前2周要吃含蛋白質、維生素和微量元素豐富的食物，保證營養供給和儲備。

心理調節：多數患者對手術有恐懼感，老年人和惡性疾病的患者手術前會有瀕死感。患者常見的恐懼心理為：害怕疼痛，害怕手術後喪失勞動能力，害怕手術效果不理想或出現醫療事故。對此，戰勝疾病的信念很重要，醫護人員的專業表現能增加患者對手術的信心，家屬的鼓勵和正能量也會帶給患者安全感和希望。

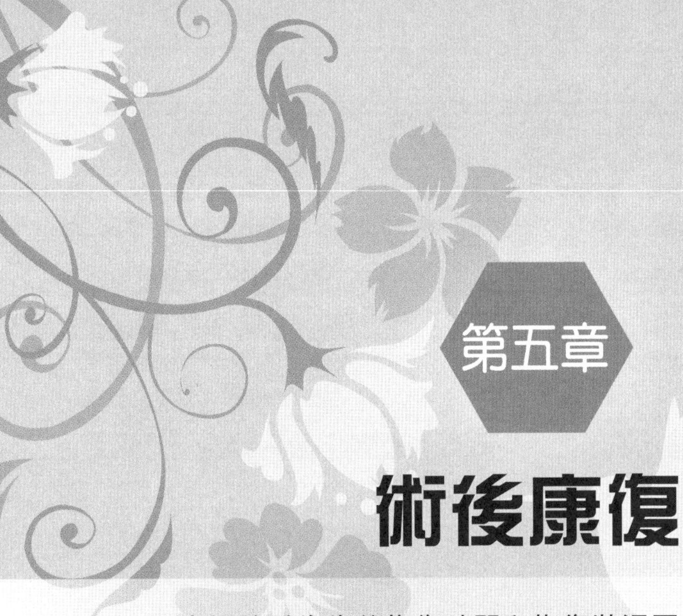

第五章

術後康復

子宮切除手術術後恢復時間和恢復狀況因人而異。良性疾病的手術大多時間短，恢復快，創傷小，術後恢復快；惡性腫瘤手術則時間長，出血多，創面大，對鄰近臟器損傷大，術後恢復時間長，併發症多。

同樣的手術，一些術前體質好、性格開朗堅強的婦女術後恢復很快，甚至感覺不到自己做過手術，只有術前症狀消失的輕鬆感。而那些體質弱、敏感、性格抑鬱的婦女則恢復緩慢，需要一段時間來逐漸好轉和適應術後的情況。

微創手術如陰式子宮切除術和腹腔鏡下子宮切除手術，術後恢復明顯比開腹手術更快。而開腹手術的患者，術後切口需要時間癒合，腸道干擾重，虛弱感增加，需要數周的恢復。

不論手術解決了婦女多大煩惱，術後一段時期的悲傷感是常見的。畢竟是自己身體內的一個重要器官永遠離開自己了。對生老病死的思考和對健康擔憂的壓力，每個手術患者都會或多或少地經歷過。

術後腹痛和切口疼痛是困擾很多婦女的問題，而且疼痛時常「提醒」婦女，她剛剛經歷了大手術，她的子宮被切除了。這種「提醒」對婦女精神狀態恢復很不好。婦女對術後疼痛的感覺各不相同，從輕到重。如果術中損傷到較大的神經，術後疼痛可能持續數年。當然，這種情況很少，大部分術後疼痛持續時間長的患者，是因為對疼痛比較敏感。因此，醫生要關注婦女接受子宮切除手術後，腹腔疼痛的問題，及時給予止痛藥。必要時給予鎮靜、安眠、抗焦慮類藥物。

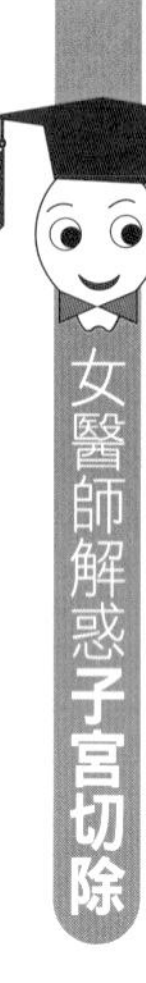

離開手術室——正常子宮切除手術術後早期恢復

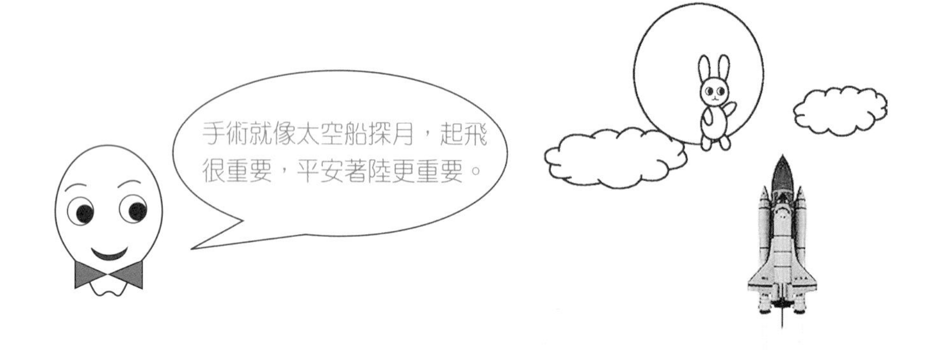

體位

全身麻醉後的術後患者，在清醒前要平臥，頭側向一方，這樣口腔內的分泌物和反流物能夠流出，避免進入氣管。

脊髓麻醉的患者是清醒的，但也需要平臥6小時，這是為了避免低顱壓造成的頭痛頭暈。6小時候可以改為半臥位，患者視野和活動範圍增大，呼吸順暢，腹壁鬆弛，同時半臥位能讓腹腔的滲出液和血液聚集在盆腔最低處。

患者能夠活動後，要鼓勵在床上活動下肢，及早在家屬攙扶下離床活動。定期活動有利於增加肺活量，減少肺部併發症，改善全身血液循環，促進切口癒合，減少因靜脈血流緩慢併發深靜脈血栓形成的發生率。有利於腸道蠕動和膀胱收縮功能的恢復，從而減少腹脹和尿滯留的發生。若有休克、心力衰竭、嚴重感染、出血、極度衰弱等情況，則不宜早期活動。

體溫

術後患者要注意保暖，但是不可以給麻醉尚未消退的患者使用熱水袋，即使水溫不高，由於患者對熱不敏感，沒有躲避反應，可能造成嚴重燙傷。

手術後由於創傷反應，出血和壞死組織的吸收，術後發熱是常見的現象，正常情況下不超過38℃，發熱不超過3天。

飲食

術後6~8小時，腸道逐漸恢復蠕動，一般情況下，在24~72小時內排氣。飲食添加的原則是：容易消化的清淡流食→半流食→普通飲食，注意要營養豐富，易消化，富含維生素。不能吃含糖過高的食物，牛奶中的乳糖容易引起腸道脹氣，也不宜在術後早期食用。

心電監護和輸液

大多數術後患者要監護生命體徵6~24小時，內容為血壓、脈搏、呼吸和血氧飽和度，這些指標能反映患者術後的重要生命狀態，是醫護人員監測的內容。

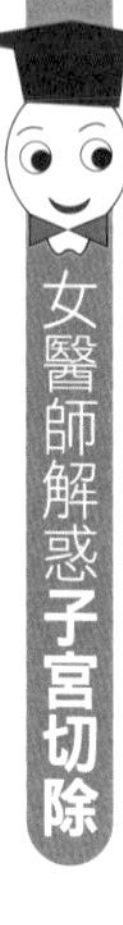

輸液為葡萄糖、鹽水、抗生素、營養素，由醫護人員計算用量和時間，隨著患者身體康復而逐漸減量至停止輸液。

各種管子

一些患者要帶著引流管下手術臺，第一個目的是觀察術後腹腔滲出情況，第二個目的是方便第一次腹腔化療。這些管子由醫護人員負責觀察、利用和拔除，患者和家屬只要保證不去牽拉、污染引流管即可。

普通附件手術的導尿管在術後第二天清晨拔除，子宮切除手術要留置尿管24~48小時，讓膀胱逐漸恢復血供和神經功能，陰式子宮切除和各種惡性疾病手術，根治術要留置尿管3~7天或更長。拔除尿管後第一次小便要觀察尿液形狀，是否排尿通暢，是否排淨。

較大範圍的手術還可能留置胃腸減壓管，患者正常排氣或排便後即可拔除。深靜脈導管是為了及時快速補充靜脈營養、輸血、觀察中心靜脈壓而留置，患者脫離危險期後即可由醫生拔除。

術後觀察室和加護病房（ICU）

手術後的患者需要在術後觀察室觀察一段時間，通常是1小時到數小時。因為患者麻醉藥物的作用尚未消失，生命指標尚不平穩，觀察室內有完善的監護設備和搶救設施，能為術後患者提供最大程度的安全保障。

普通手術後，術後觀察完畢的患者可以回到病房，由醫護人員和家屬看護。重症患者、大手術患者，術後觀察數小時生命體徵仍不平穩的患者，術後需要進入ICU病房繼續監護。ICU病房的醫生和護士都是經過特殊訓練，專門救治危重患者經驗豐富的專科醫生。

患者病情好轉後，不需要繼續在ICU病房觀察治療，就可以回到普通病房了。

換藥和拆線

更換切口敷料，俗稱「換藥」，可以起到清潔切口周圍皮膚、觀察切口癒合情況的作用。一般根據切口的性質決定換藥的次數。目前切口縫線通常為可吸收縫線埋藏縫合，這種縫合方法不需要拆線。一些情況下切口用絲線縫合，需要拆除縫線。良性疾病的子宮切除手術切口縫線在術後7天拆除；惡性疾病繞臍切口可以在術後7天先拆除一半，另一半隔天拆除，這樣可以適當減低張力，避免切口裂開。

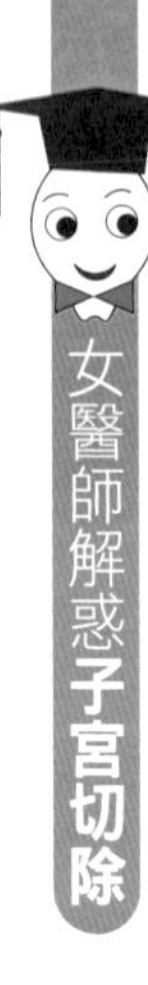

渡過難關——常見術後併發症

手術結束並不意味著治療結束，術後併發症是從手術的應激創傷狀態轉入健康狀態路上的暗礁。瞭解這些併發症的表現和醫護人員的處理原則，有助於預防和面對它們，也能避免陷入過度的擔憂。這些併發症的發生率，儘管各個醫療機構統計結果不同，一般在0.5%~5%之間，屬於小機率事件。正規的醫療機構對常見術後併發症都早有預防，並有相應的處理規範。

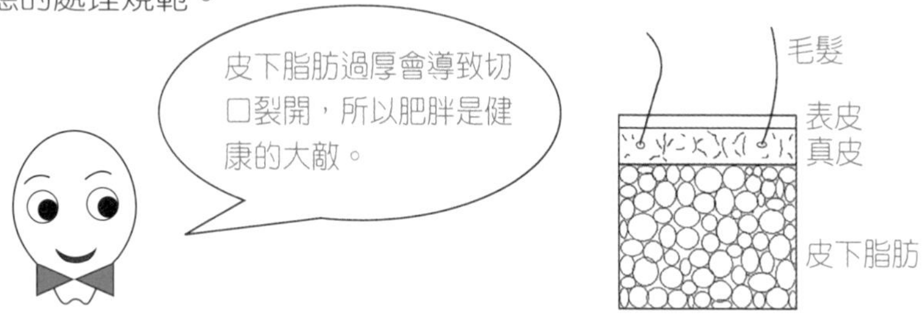

大出血

腹痛，血壓下降，臉色蒼白，心率加快，脈搏細速，四肢冰冷，腹腔引流管裡流出大量鮮血，這意味著患者發生了腹腔內大出血。這種情況要立即維持生命體徵的平穩，同時沿原切口打開腹腔，進行二次手術，找到出血部位，牢固結紮止血，並再次縫合切口。

心律失常

術後常會發生心率過速、室性期前收縮等心律失常狀況，主要是由於麻醉藥效未消退、自主神經紊亂、體液離子和酸鹼度失衡、輸液量不當等因素造成。一般情況下，術後心律失常持續時間較短，供氧、糾正體液平衡後，90%的心律失常自行好轉。對於術前有心功能不良，簡單處理無法糾正的心律失常，要用藥物治療、電擊復律等治療。

感染

子宮切除手術術後常見感染為腹腔內感染和切口感染。腹腔內感染表現為持續發熱和腹痛，晚期可有切口或陰道流膿。糾正高血糖、貧血、低蛋白血症和改善營養狀況對抗感染極為重要。聯合足量應用抗生素，如取分泌物進行細菌培養選取敏感抗生素效果更好。如果形成膿腫，需要切開引流，必要時需要再次開腹清除膿腫並引流。

腸梗阻

子宮切除術後，腸麻痹和腸脹氣多見，少數發展為腸梗阻。腸梗阻的特點為「痛、吐、脹、閉」，即：劇烈腹痛，嘔吐，腹脹，肛門不排氣。一旦出現這四個症狀，應該立刻下胃管進行胃腸減壓，同時預防感染和導正體液平衡，大部分患者經過上述處理後，等待腸道恢復功能就是時間的問題了。

尿滯留

由於子宮與膀胱鄰近，子宮切除術後，支配膀胱肌肉的神經水腫

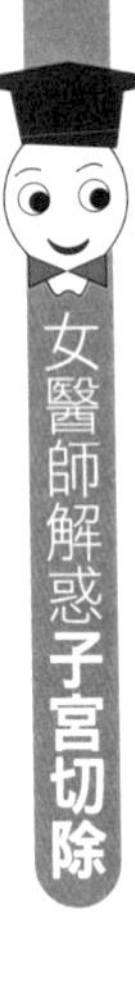

或受損，容易發生尿滯留。通常熱敷下腹部、針灸治療，能刺激膀胱功能恢復，如果仍然不能排尿或排尿不淨，測殘餘尿大於100毫升，則可以留置尿管，避免膀胱過度膨脹。膀胱保持鬆弛狀態，血液供應通暢，有利於排尿神經功能恢復。

泌尿系統損傷

患者術後出現血尿、發熱、腹痛、少尿時，要考慮泌尿系統損傷，立即行超聲、膀胱輸尿管及腎盂造影，膀胱鏡檢查可以早期發現損傷的部位和性質，然後通過手術修補。

切口裂開

營養狀態不良、肥胖、手術時間長、術前有慢性盆腔感染是子宮切除手術後切口裂開的高發因素。皮膚和皮下脂肪裂開比較常見，一般經過換藥清創3~5天後，切口創面新鮮，即可加壓包紮。嚴重的切口裂開指腹直肌筋膜裂開，腹膜和腸管可能從裂口脫出，形成腹壁切口疝。這種情況只能再次手術，按解剖結構重新逐層縫合。

下肢靜脈血栓

術後臥床休息，下肢肌肉缺乏收縮，使靜脈血流緩慢，容易形成血栓，導致靜脈回流進一步受阻，主要表現為下肢腫脹和疼痛。最嚴重的情況是下肢血栓脫落，隨著血管走行，栓塞到其他臟器的動脈上，造成急性栓塞梗死，最常見的是肺栓塞，一旦發生，死亡率高。因此，患者術後早期應由家屬按摩下肢，及早在床上活動以及離床活動。一旦發現下肢血栓形成，可以溶栓治療，或者手術取栓，放置靜脈濾網，防血栓脫落。

圍術期死亡

子宮切除手術也會死人嗎？答案是肯定的。

美國統計的子宮切除圍術期死亡率是11/10000，我國的圍術期死亡率低於美國，主要是因為我國對手術指徵控制的比較嚴格，年紀很大或者內科疾病嚴重的患者不實施子宮切除手術。

儘管如此，患者在子宮切除手術後，死於肺動脈栓塞、感染、臟器衰竭的情況在臨床上也時有發生。

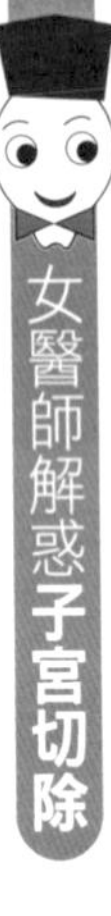

顯微鏡下辨善惡——病理結果

決定生死的30分鐘

李女士跟丈夫都是高級知識份子，兩人有一個可愛的女兒。在女兒1歲時，李女士因為腹脹、食欲差，來到醫院檢查。檢查結果令全家心驚膽戰。李女士雙側卵巢瘤達10公分。

醫生建議李女士住院手術治療。李女士和丈夫最想知道的是腫瘤的性質，但醫生表示，根據目前的檢查，無法判斷腫瘤的性質，只有通過切除腫瘤後，切成幾微米厚的薄片，進行染色，然後在顯微鏡下判斷腫瘤的良惡性。

李女士接受了剖腹探查術。術中，醫生剝除了雙側卵巢的腫瘤，同時抽取20毫升腹腔液體，同時送冰凍快速病理，以決定下一步的手術方式。

冰凍快速病理需要30分鐘。李女士的丈夫說，這30分鐘等於對他們一家命運的宣判，每一秒鐘都顯得漫長難熬。

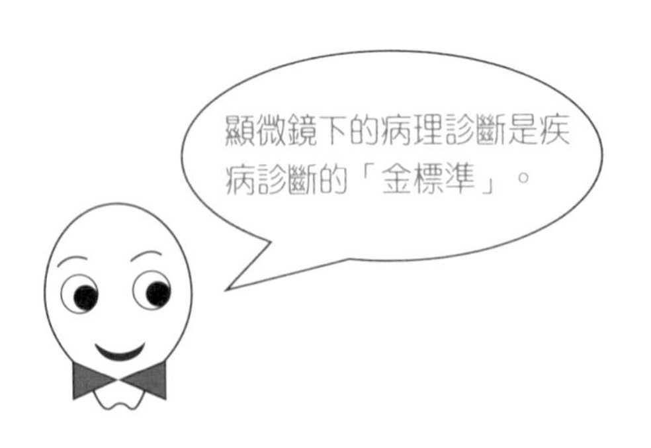

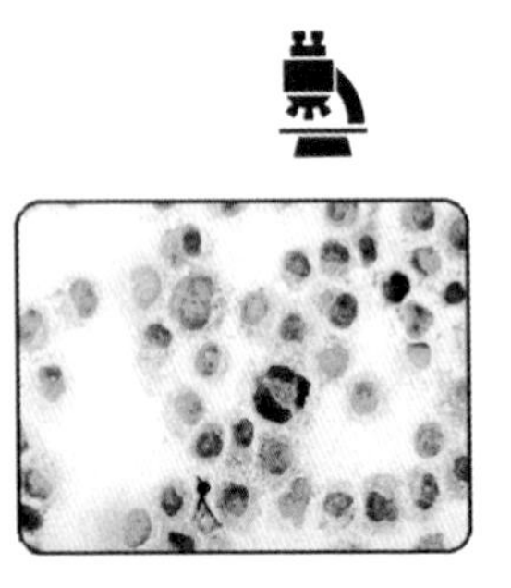

冰凍病理結果，腫瘤為良性。醫生清理腹腔，關腹，結束手術。

但醫生告知李女士的丈夫，冰凍快速病理的取材和準確性有限，要靠術後的石蠟病理才能確診，有大約1/10的可能性，術後的石蠟病理結果會推翻術中的冰凍病理結果；如果術後石蠟病理發現惡性，還要二次手術，擴大手術範圍，切除子宮和雙側卵巢，術後進行化療等輔助治療。

接下來的5天又是漫長的等待，終於，石蠟病理結果證實腫瘤為良性，李女士不需要第二次手術。

包括子宮切除手術在內，所有手術切除的器官、增生物、腫瘤，都要在術後送病理檢驗。病理是疾病診斷的金標準。

廣義上來講，病理學的任務就是運用各種技術與方法研究疾病的原因、發生發展過程以及機體的功能、代謝和形態結構的改變。範圍包括：屍檢，大體標本，光學顯微鏡下觀察，電子顯微鏡下檢查，酶組織化學，免疫組織化學，分子雜交組織化學，流式細胞檢測。

狹義上來說，臨床上最常用的病理是在光學顯微鏡下放大400~1000倍，觀察細微的結構特點，判斷病變的性質。這就不難理解術後病理的重要性。

在大部分卵巢腫瘤手術中，或少數情況下，如子宮肌瘤外觀呈魚肉樣，要進行術中的快速冰凍病理，判斷腫瘤的良惡性質。冰凍病理與術後的石蠟包埋病理結果，符合率為95%。其中冰凍病理判斷為惡性的情況，術後病理均為惡性；但術中冰凍病理為良性的情況，術後發現實為惡性的情況時有發生。即使如此，冰凍病理在術中快速判斷增生或腫瘤性質，決定手術範圍還是發揮了很大作用。

病理結果還能進行疾病的病理分級，預示患者術後的復發率、生存率；決定術後的放療或化療方案；免疫組織化學結果能提示後續內分

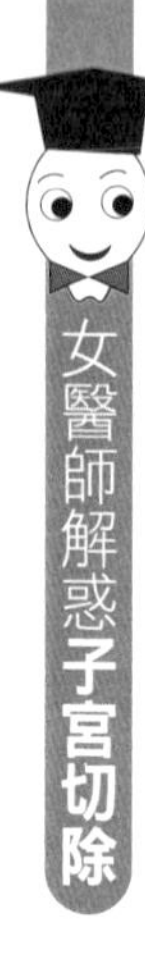

泌治療或其他新方法，如生物靶向免疫治療等是否敏感。

現在普遍實行病理圖文報告，患者拿到病例報告，往往看不懂或產生歧義。

下面介紹幾個常見婦科病理名詞，教你看懂病理報告：

肥大：細胞、組織和氣管體積增大。如宮頸肥大。

增生：實質細胞增多稱為增生，增生可導致組織、器官增大。如乳腺小葉增生。

化生：一種分化成熟的細胞因受刺激的作用轉化為另一種分化成熟的細胞，最常見的就是慢性宮頸炎導致宮頸表面柱狀上皮化生。

變性：指細胞或細胞間質受損傷後因代謝障礙所致的某些可逆的形態學變化。如前面所說的子宮肌瘤玻璃樣、紅色、脂肪變性。

機化：壞死物質不能完全吸收或排出，有新生肉芽取代吸收壞死物質的過程，最終形成瘢痕組織。比如陳舊性子宮內膜異位灶機化。

這幾個病理報告單上常見的名詞都是良性變化，不用過於擔心這些病變會威脅生命。

不典型增生：指上皮細胞的形態呈現一定程度的異型性，但還不能判斷為癌。比如宮頸上皮不典型增生。

交界性腫瘤：良性腫瘤和惡性腫瘤有時並無嚴格區別，介於兩者之間的腫瘤稱為交界性腫瘤，例如卵巢交界性黏液性腫瘤。

這兩種情況介於良惡性之間，有進一步發展為惡性腫瘤的可能，要採取一定的治療手段或嚴密觀察。

原位癌：黏膜鱗狀上皮層內的重度非典型增生累積全層，但還沒有突破基底膜而向下浸潤生長，例如宮頸原位癌。

癌：來源於上皮組織的惡性腫瘤，如外陰癌。

肉瘤：來源於間葉組織的惡性腫瘤，如子宮肉瘤、輸卵管肉瘤。

高分化，低分化：越高分化的腫瘤越接近正常組織，惡性度越低；越低分化的腫瘤越遠離正常組織，惡性度越高。例如，同一期別的子宮內膜癌，高分化比低分化的生存率要更加樂觀。

這些是惡性腫瘤，往往病例報告還要詳細寫明腫瘤類型、分期、分化、浸潤程度。

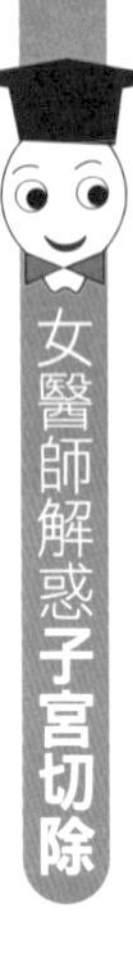

我不想那麼快就變老——子宮切除等於停經嗎？

35歲的李小姐是一名銷售員，因為宮頸上皮內瘤變Ⅲ期，行全子宮切除術。術後經過幾個月的休息，她越來越清晰地感到每個月仍然有幾天出現從前月經前的胸脹、水腫、頭痛。已經不再來月經了，為什麼還有從前的經前期症狀？

她去手術醫生的門診復查回診時，問起了這個問題。她的另一個問題是：她母親在停經後為了預防骨質疏鬆和心血管疾病，正在服用內分泌科醫生開具的鈣劑＋維生素D和降血脂藥物。她是否應該在現在這個年齡就開始服用這些停經期後婦女保健藥物。

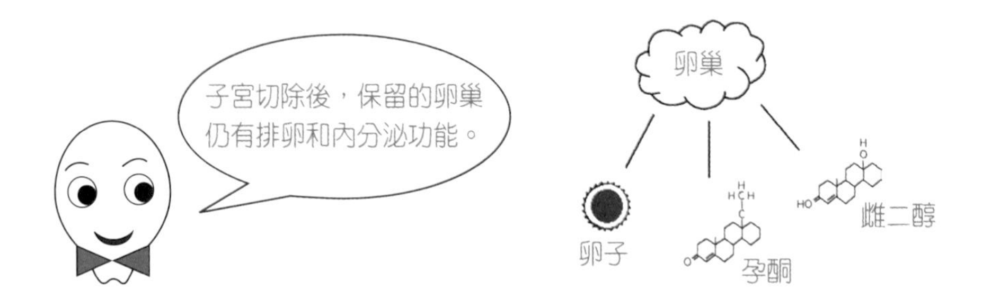

前面已經講到，月經是子宮內膜週期性的脫落，伴隨血液從陰道流出。子宮切除後，子宮內膜也就隨之切除，當然也就不可能再有月經了。但是，真正生理意義上的停經，與子宮切除後的停經還是有所不同的。

如果婦女尚未到停經期，只切除全子宮或子宮體，保留卵巢，那麼，週期性的排卵和卵巢分泌雌孕激素的功能仍然存在。對於其他的靶器官——乳腺、心血管、骨骼等，雌、孕激素仍有作用。乳腺在排卵後黃體分泌孕激素增加期間，表現為輕度脹痛，對水鈉滯留比較敏感的人，有手部足部腫脹的感覺。雌激素對於心血管系統和骨骼利用鈣質的保護作用仍然存在。到了真正的卵巢功能下降、衰竭的時間——真正的停經期，才出現不排卵，雌、孕激素逐漸下降到了停經期的水準。

另一種術式——全子宮雙附件切除，因為手術同時切除了女性排卵和內分泌器官——卵巢，則術後立刻進入完全意義的人為造成的停經期，即不僅不再有月經，而且沒有排卵，雌、孕激素急劇下降。這種停經，跟自然停經仍有所不同。

自然停經是有一個過程，長達數年，卵巢逐漸老化、對促性腺激素不反應，排卵逐漸稀發，雌激素呈波浪式逐漸減少，機體逐漸適應這種生理性變化；而手術則是瞬時失去卵巢內分泌功能，會發生雌激素急性撤退症狀——「去卵巢綜合症」。

育齡期患者，去卵巢綜合症往往出現嚴重的症狀：

1.血管舒縮功能不穩定帶來的潮熱和出汗。

2.自主神經功能紊亂造成的心悸、失眠、眩暈、皮膚感覺異常。

3.精神和心理症狀，常見為抑鬱和焦慮。

4.心血管系統失去雌激素保護，血脂增高、血壓增高造成動脈粥樣硬化。

5.骨質疏鬆症會造成婦女身高降低、駝背，容易發生骨折。

當然，不可避免會發生容貌衰老，皮膚彈性和光澤減退，乳房鬆弛下垂，陰道萎縮和乾澀。因此，要在術前就作好內分泌方面的準備，告知患者術後會出現的情況，且若非激素依賴性惡性腫瘤，術後要給予

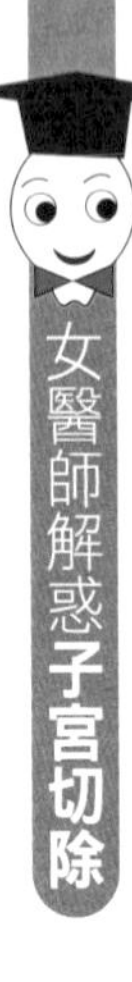

一段時間的外源性雌激素替代治療。

值得注意的是，大多數子宮切除雖保留了單側或雙側卵巢，但有研究發現：子宮切除後保留的卵巢傾向於發生功能早衰。臨床實驗顯示，子宮切除組卵巢功能衰竭的年齡顯著低於自然停經組，術後年限越長，卵巢早衰的發生率越高。其原因可能是子宮切除後，切斷了來自子宮動、靜脈的卵巢支，使卵巢血供減少，引起卵泡發育障礙、激素減少或失調。

因此，對子宮切除並保留卵巢的患者，術後也要嚴密監測卵巢功能，並應用激素替代治療，尤其是較年輕的患者；應從術後第3年起開始監測卵巢功能、骨密度和心血管功能等。

最近，婦科醫生正在嘗試新的子宮切除術，一改傳統手術保留附件時需將子宮動脈卵巢支切斷的弊端，將這個分支動脈分離並完整保留，從而減少了子宮切除術對卵巢血液供應的影響。進一步的臨床效果尚在觀察之中。

婦女在40歲前因病切除了卵巢，身體正常的生理調節功能中突然失去了雌激素的作用，手術後立刻出現了更年期的一系列症狀，如潮熱出汗和情緒波動，因為短時間內出現巨大的激素水準波動，所以大部分患者表示難以忍受。因此，年輕婦女切除卵巢後，最好在住院期間就開始使用雌激素替代治療，這樣做有利於術後康復，也能及時預防更年期症狀出現。

40歲以後的婦女，卵巢功能已經開始衰退，一般認為45歲以前應該保留卵巢，45歲之後，放鬆切除卵巢的指徵，也是基於過早產生更年期綜合症的考慮。為了避免遺漏卵巢的惡性腫瘤，手術中醫生需要仔細檢查卵巢，如果有可疑病灶，及時剖開探查，必要時可取下來局部組織送冷凍病理檢查，以決定卵巢是否保留。對於易復發的雙側卵巢子宮內膜異位病灶，為了避免復發後再次手術的風險，年齡超過45歲的婦女可以考慮切除雙側卵巢。

術後的激素替代療法與前面講到的停經期激素替代療法原則相同，選取的藥物多種多樣，主要是緩解各種症狀的雌激素和輔助保護作用的孕激素。藥物成分可分為天然雌孕激素與人工合成的雌孕激素，一般來說，天然雌孕激素比人工合成的雌激素更加符合生理，便於監測，而且對肝腎功能影響較小。

劑量使用以能達到緩解症狀的最小劑量為原則。給藥途徑最常見為口服，另一種常用方法為陰道用藥，通過黏膜吸收，其他方式如皮膚粘貼和皮埋使用較少。市場上激素替代療法的藥物多種多樣，有單一成分的藥物，更多的是雌孕激素配伍製劑，有長效和短效之分。可根據患者體質、對療效的要求、經濟狀況等諸多因素選擇。

子宮切除術後的女性，在選擇激素替代療法時比沒接受過子宮切除的女性更加方便，因為不必擔心激素替代療法導致子宮內膜癌變的風險，可以選擇單獨使用雌激素而不用孕激素拮抗，也不必在使用激素替代的過程中檢測子宮內膜厚度。

少見的術後併發症——術後急腹症和假孕

子宮切除術後，徹底終結一個婦女的生育史，這一點術前就要明確告知患者，這種徹底絕育是不可恢復的。

子宮是精子進入輸卵管的必經之路，子宮切除，同時輸卵管斷端結紮，精子跟卵子不會相遇，也就不會發生受精。生理情況下，精子在子宮腔內還發生「獲能」反應，即精子頭頂的糖蛋白被降解掉，精子獲得穿透卵巢透明帶的能力，子宮切除手術後，精子無法獲能，失去受精能力。除了子宮，沒有什麼地方能供胎盤附著，供給胎兒營養，因此妊娠不可能發生。

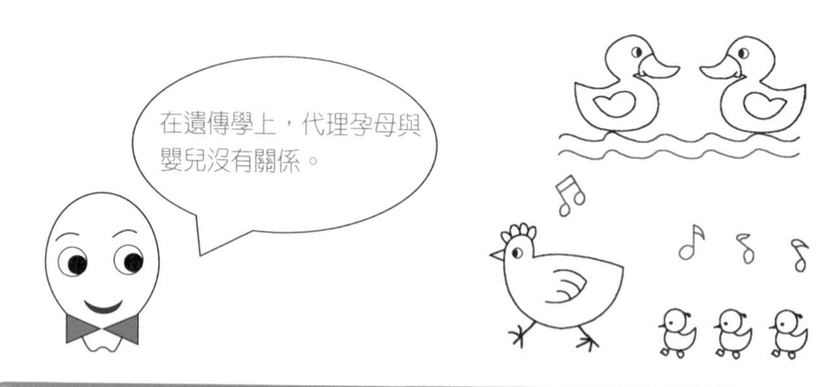

代理孕母

子宮切除後的婦女，如果想獲得攜帶自己基因的孩子，仍可以通過尋找「代理孕母」來實現。即取出婦女的卵子，行體外受精，將發育的胚泡移入其他婦女的子宮，發育成為一個新個體。當然，這種技術屬於「試管嬰兒」技術的一個分支，成功率不超過30%。

國內外已經有很多代孕成功的例子，不僅包括子宮切除後，更多的是其他原因的子宮因素不孕，如先天畸形子宮、始基子宮、幼稚子宮。親屬間代孕比較常見，有償的非親屬間代孕也逐漸增多。

代孕能解決一些夫妻求子心切的需求，但代孕引起一系列法律倫理問題很難得到完善的解決。例如，代理孕母出現難產，究竟是生物學父母還是代理孕母決定是否實施有創治療，因為剖腹產會為代理孕母留下瘢痕子宮等後遺症。

子宮切除後宮外孕和急腹症

曾經有一例報導，一位婦女在子宮切除後數周，發生了輸卵管妊娠破裂，失血性休克。後來推斷，是在子宮切除手術前，該受精卵已經存在於輸卵管內。手術後結紮了輸卵管斷端，無路可去的受精卵就在輸卵管內生長發育，導致輸卵管破裂。由於並沒有嚴格規定子宮切除手術前必須避孕一段時間，所以這樣的病例全世界已經發生超過20例。

保留卵巢的子宮切除手術，術後並不等於不再發生婦科急腹症。生理性的卵泡破裂、黃體破裂，發生率跟子宮切除手術前沒有區別。卵巢良、惡性腫瘤仍然會發生，腫瘤破裂、蒂扭轉，這些都是婦科急腹症。

子宮內膜異位症，在子宮切除和盆腔異位症清除術後，復發率大幅下降，但是由於卵巢功能存在，一些肉眼看不到的異位灶仍然會週期性增生出血，產生腹痛、粘連，甚至巧克力囊腫復發。

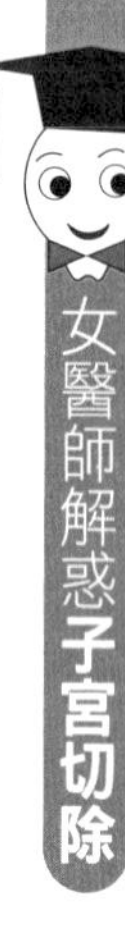

月經和假孕

子宮切除術後，子宮內膜隨之移除，每個月不會再有內膜碎片伴隨血液從陰道流出，也就是說不會再來月經。但保留宮頸的患者中，有一小部分會出現類似月經的少量週期性出血，因為子宮頸內膜受雌孕激素週期性作用發生增生和脫落。

子宮切除手術後「假孕」也時有報導。患者在子宮切除手術後，自覺乳房漲，腹圍增加，自覺「胎動」。但經醫生通過尿妊娠實驗和腹部超音波檢查，沒有一例是真正妊娠，這種假孕跟不孕症患者的假孕一樣，屬於神經軀體失調症狀。這類假孕婦女中，大部分屬於這種情況：失去生育能力對她們打擊巨大，患者不願意接受事實。子宮切除後假孕症狀比較少見，而且是不致命的，要與術後卵巢腫瘤和其他腹腔疾病鑒別。

膀胱失去了重要的鄰居——子宮切除後易發生尿失禁嗎？

尿失禁一向是中老年婦女的一項難言之隱，影響婦女生活的自由度，增加心理負擔，和子宮脫垂一起被稱為「兩病」，是國家老年婦科損傷性疾病防治的重點。

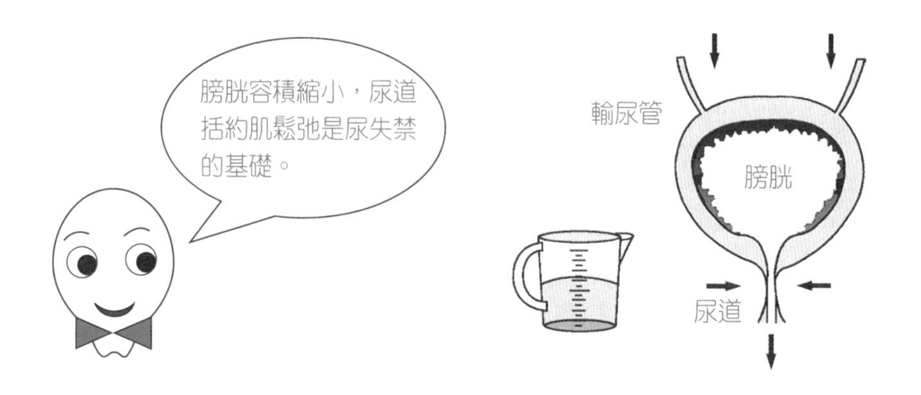

停經後40%婦女偶有尿失禁，10%經常尿失禁。75歲以上的老年婦女中，20%每天都發生尿失禁。尿失禁的發生與婦女分娩和衰老有直接關係，這一點已經明確。

子宮與膀胱、尿道的解剖關係鄰近，營養神經和血管有廣泛的交叉吻合，因此，子宮切除手術對婦女尿失禁的影響如何，是否子宮切除手術導致婦女術後尿失禁，引起醫學界的重視。

子宮切除手術在手術設計上，已經考慮到不損傷膀胱、尿道和它們的神經。如果子宮切除影響膀胱功能，那屬於一種「唇亡齒寒」的效

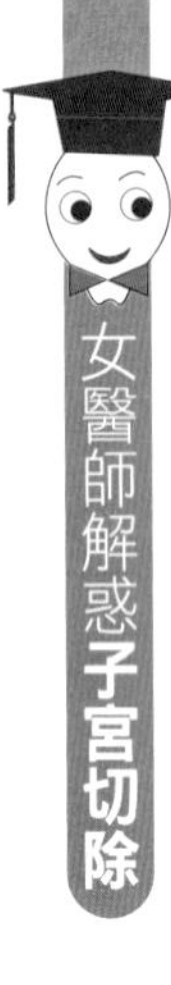

應，因為缺乏了鄰近臟器而減少了血供和組織液滲透交換。

因此，子宮切除後不會立即出現尿失禁的症狀，如果發生，是術後幾年的事情。國外研究結果是術後2年以後開始出現輕度尿失禁，發生率為10%左右，因此把尿失禁歸納為子宮切除的遠期併發症。

尿失禁與陰道分娩次數和年齡的相關性非常明顯。在子宮切除術後20年，尿失禁的發生率與未接受過手術的人群沒有統計學區別。為了弄清楚這個問題，研究人員把接受過子宮切除手術的婦女和未接受過手術的婦女進行配對研究，即年齡和經陰道分娩次數完全相同的分為一組，這樣就排除了干擾因素。得到的結論是，接受過子宮切除手術的婦女的確比相同分娩史、相同年齡的未手術婦女易患尿失禁。因此，對子宮切除的遠期併發症又多加一項考慮，醫學就是這樣不斷研究，不斷進步的。

子宮切除術後，要進行一些盆腔肌肉恢復性鍛煉，這對膀胱、直腸功能，盆底組織承托力都是有益的。方法就是：主動收縮尿道和提肛運動，每天做2~3次，每次2~3分鐘即可，收縮→保持10秒→緩慢放鬆，方法簡單，貴在堅持。

跟子宮告別不容易——子宮切除手術會導致情緒低落嗎？

任何手術都會導致情緒低落，子宮切除手術也不例外。有很多患者在順利度過麻醉和手術後會有種大難不死的解脫感；慢性腹痛、流血的患者也會有術後的輕鬆感和對擺脫病症後新生活的期待感。但術後的心理是複雜的，這些正向的情緒往往與負向情緒並存，患者的情緒很可能是不穩定的。

手術後，往往會產生放鬆感和失落感交叉的複雜情緒。

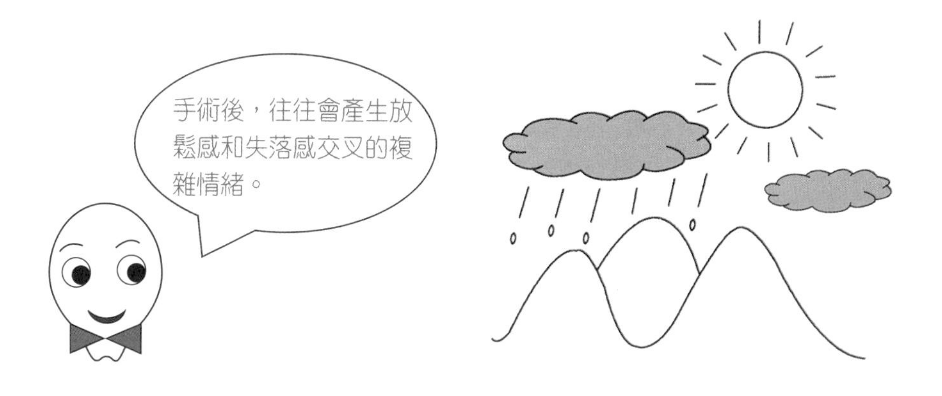

手術導致情緒低落的原因在於，手術的創傷引發了一系列複雜的神經內分泌改變，尤其是雌激素分泌改變，腦內多巴胺、5-羥色胺、內啡肽等興奮和抑制神經遞質分泌在手術創傷後的不平衡。重新達到平衡之前的心理變化期會持續至術後數月，甚至1~2年。

子宮切除手術對育齡期婦女的心理壓力，還在於永久性失去生育能力。

有一位產婦，生育二胎時發生頭位難產，滯產，胎死宮內，緊急送入我院。在產鉗助娩出死胎後，發現子宮仍然大量流出新鮮血，緊急行剖腹探查術，發現子宮破裂，闊韌帶血腫，破口參差不齊，而且已經發生感染，為了搶救產婦生命，行次全子宮切除術。

術後第二天，產婦甦醒，開始進食流食。對於自己所處的危險她心裡很清楚，對於這次死裡逃生表示了對醫院的感謝。當告知她胎兒死亡的消息時，她也並沒有非常悲痛，但在得知子宮切除，不能再孕的時候，產婦突發情緒激動，悲痛欲絕，當場表示要去尋死，不想活了，責怪醫生不應該救她。當時的場景很令人難忘，可見子宮對有生育需求的婦女是多麼重要，即使在現代，失去生育能力對一些婦女的家庭地位、婚姻穩定、養老保障，都會構成巨大的威脅。

即使已經有了孩子的婦女，年輕時大部分都要求保持生育能力。一方面，兒童、青少年死亡率雖然不斷下降，仍是懸在父母頭上的一把劍；另一方面，現在離婚率已經超過30%，再婚的婦女需要再生一個小孩的可能性很大。

圍停經期的婦女和老年婦女不需要考慮生育問題，術後心理壓力較小。

在術後的恢復期，術後的疼痛不時襲來，按醫生要求不能盆浴、性生活，放棄工作，這段術後休息期間，情緒低落是最明顯的。隨著切口疼痛消失、恢復性生活和回到工作崗位，這種低落情緒會很快減輕甚至消失。很多患者隨之而來的是治癒疾病的輕鬆感。

慢性盆腔疼痛，如子宮內膜異位症、慢性盆腔炎患者，常伴隨精神抑鬱，子宮切除手術後，這種慢性疼痛得到緩解。國外做過1300人的調查，對象是慢性盆腔疼痛接受子宮切除手術的患者。絕大多數患者表示，術後她們的生活品質和性功能提高，從前慢性焦慮的情緒得到大幅度改善。這個調查說明，子宮切除術並不一定導致情緒低落。

王女士發現子宮腺肌瘤已經10年，痛經和性交痛一直困擾著她。後來，腺肌瘤造成子宮彌漫性增大、變硬，王女士出現尿頻和下腹墜脹感，但她一直下不了決心手術。月經期前一周就開始腹痛，直到月經結束，此期間，尿頻，腹瀉，腰骶疼痛，經常要靠打針吃藥維持。

王女士49歲停經，停經後出現了下腹痛和低熱。復查超音波發現，由於子宮萎縮，供血不足，腺肌瘤變性壞死，王女士終於下定決心接受子宮切除手術。術中病理報告顯示，子宮如孕4個月大小，腺肌瘤變性。

術後3個月，王女士來醫院復查，她顯得非常高興，術後尿頻症狀消失，而且晚上不需要起夜，盆腔疼痛和腰骶酸痛基本消失。王女士有些感歎，不如早幾年接受手術，就不用忍受這麼多年的腹痛和對排尿提心吊膽的生活。

類似的術後生活品質提高和情緒的放鬆，還表現在不規則陰道流血患者。對失血性貧血恐懼的患者，術後經補血治療，可以不受乏力、健忘等貧血症狀困擾，生活品質提高。不規則陰道流血的患者，長期的小量陰道流血期間不能游泳、行性生活，擔心污染外衣，長時間使用衛生護墊而產生外陰陰道炎症。

因癌前病變和癌症早期而行手術者，也因不需要生活在癌症和死亡恐懼中，而產生放鬆感。

國外有大規模人群調查，對子宮切除術後10年的患者進行情緒情感調查，並沒有發現跟正常人群有差異。這說明，子宮切除手術並不一定導致情緒低落。

哪些情況容易導致子宮切除後情緒低落和抑鬱呢？

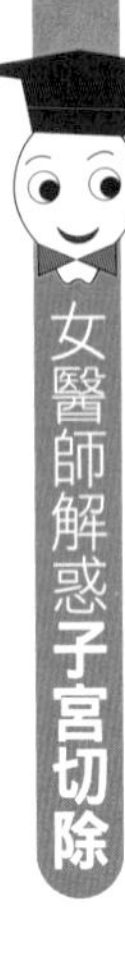

首先，受到術後感染或其他併發症困擾的患者，容易發生術後情緒不良。這一點很好理解，精神抑鬱很多都繼發於軀體的不適。術後感染、術後臟器粘連導致的刺痛或鈍痛，讓患者感到手術沒有達到預期的效果，或者手術後身體健康狀況下降，而產生焦慮。要避免這種情況發生，最根本的還是要提高醫療品質，術前對手術難度和術後恢復有充分的估計。

其次，沒有經過充分保守治療的患者容易發生術後焦慮。換言之，手術太「突然」，患者還沒做好接受子宮切除的精神準備就接受了手術。這一種術後焦慮在慢性出血和盆腔疼的患者中極少見，因為她們已經深思熟慮過手術的利弊，深受慢性病折磨的患者甚至盼望手術解決病痛。她們對術後永久失去生育能力已經接受，對術後可能有的一些後遺症已經有心理準備。

但那些由於產科因素，子宮破裂、大出血緊急切除子宮，因為突然發現惡性病變而短時間內切除子宮的患者，她們是突然面對這樣一個手術的結果，往往對手術的負面影響產生過強的反應。甚至已經有孩子，本來沒有生育意願的婦女，也會擔心失去子宮後沒有機會再生育。

做個比喻，人生一些小的決策，如果還沒想好就立刻去做，即會產生過度的擔心和不安，何況子宮切除這樣重大的決定。

如果患者在子宮切除術後出現一些精神症狀，比如脾氣暴躁、失眠、流淚、不與人交流，這種情況下應該首先去看婦產科醫生，檢查患者術後恢復情況和體內激素水準。如果術後情況正常，應該去看心理或精神科醫生，具體量化診斷精神狀態水準，如有需要，可以服用抗抑鬱、抗焦慮藥物，度過手術後心理波動期。

還能做愛嗎？——子宮切除術後的性生活

子宮切除手術能導致女性的性功能障礙嗎？

很多患者擔心子宮切除手術後會發生婦女的性功能障礙，這個擔憂普遍而又常常不便公開探討。國外統計，只有6%的患者術後性生活品質受到影響，東方婦女有可能高於這個比例。

對於女性的性喚起，
外陰和陰道的作用比
子宮更加重要。

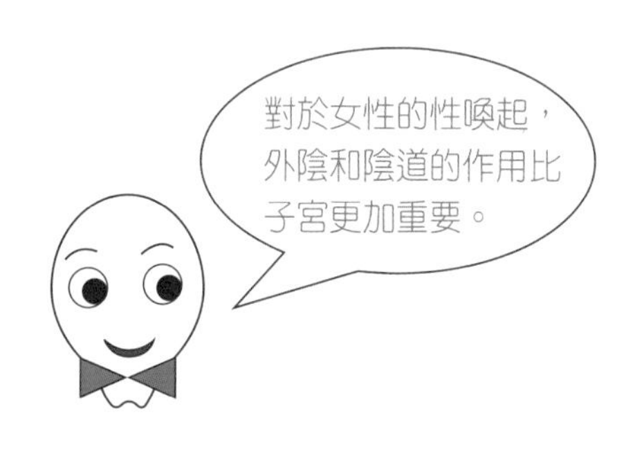

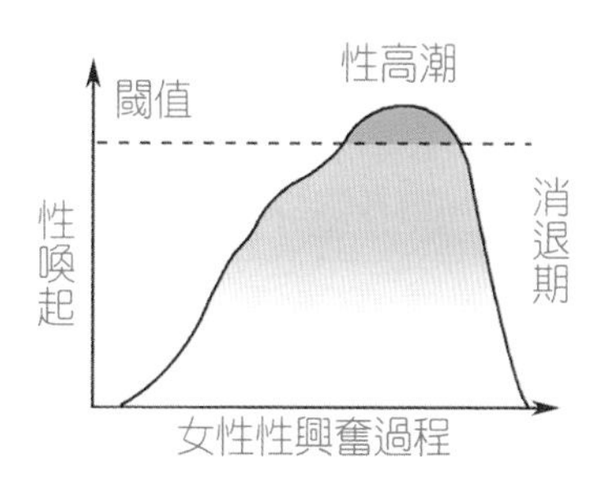

手術有可能造成一部分婦女術後性功能下降

子宮參與女性的性反應、性興奮和性高潮，這一點已被證實。手術後，由於缺乏子宮收縮，對一些婦女來說性快感會降低。子宮切除手術和其他盆腔手術都會破壞婦女生殖系統的神經和血供，減少生殖系統臟器的營養供應，這也是手術有可能影響婦女性功能的一個因素。

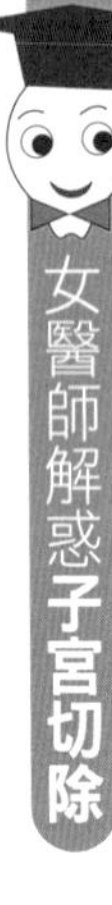

手術對大部分婦女的性功能無影響

但婦女的性反應在個體之間差異很大，有的婦女對子宮收縮敏感，有的對此不敏感；有的婦女對外陰的刺激敏感，有的對陰道刺激敏感，而且後兩類女性居多。因此，子宮缺失對大部分婦女的性反應並無影響。

具體來說，患有子宮肌瘤的婦女，尤其是黏膜下肌瘤患者、較大壁間肌瘤患者、多發肌瘤患者，由於肌瘤對子宮肌層的壓縮、破壞，對子宮形狀的破壞，對平滑肌收縮能力的阻礙，她們對子宮收縮的性敏感在手術前就已經消失。

很多患者手術後性生活品質提高

術前月經期過長、經間出血、長期淋漓少量陰道出血患者，為避免感染，長時間禁房事。因宮頸病變、宮頸糜爛、息肉、不典型增生患者，由於房事導致出血而產生心理壓力。嚴重的盆腔疼痛、盆腔粘連、宮頸觸痛患者，引起性交困難。這些疾病會長期影響性生活品質，而術後解決了原發病，會使性生活品質提高，大量患者的術後問卷可以證實。

術後無須擔心意外妊娠和輸卵管妊娠，無須採用任何避孕方式，也是無生育需求的夫妻能夠提高性生活品質的一個原因，尤其是經歷過意外妊娠導致人工流產、宮外孕手術的婦女。

怎樣避免術後性功能下降？

在我國，由於傳統文化，公開談「性」比較避諱，但是由於子宮切除術是一個特殊的手術，如果你非常擔心術後性生活品質下降，可以對醫生直言不諱。醫生可以儘量尊重你的意見，選擇對性生活影響少的手術方式，比如保留宮頸手術、筋膜內子宮切除手術。

子宮切除手術同時切除雙側卵巢的患者，由於術後雌激素立刻降低到停經後水準，婦女性欲下降，陰道分泌物減少，陰道萎縮，這種情況下對術後性生活影響很大。因此，停經前婦女儘量保留至少一側健康卵巢，也是手術原則之一。如果由於病變性質不良，必須切除雙側卵巢，術後要給予雌激素替代治療，使用陰道用雌激素和潤滑劑，緩解「去卵巢綜合症」帶來的性功能下降問題。

由於子宮頸惡性腫瘤而行廣泛子宮切除手術和次廣泛子宮切除手術，或由於陰道腫瘤，需要部分切除陰道的患者，術後因為陰道縮短影響性生活，可以使用陰道擴張器；也可以不用陰道擴張器，通過性生活逐漸擴張、伸長陰道，以儘量達到滿意的性生活。

陰道的延展能力極大，設想一下，在分娩過程中，陰道只要經過幾小時的擴張就能讓直徑10公分的胎頭完全通過。

手術後怎樣提高性生活品質？

綜上所述，子宮切除手術並不一定會影響性生活，大部分情況下還能解除影響性生活的因素，提高性生活品質。對於病情需要切除卵巢

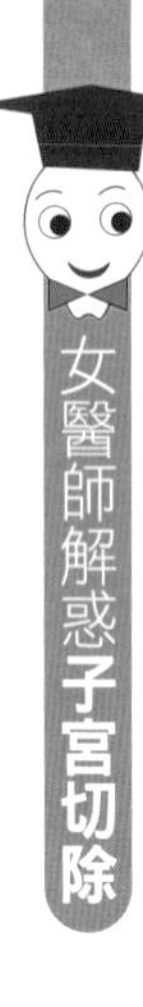

和部分陰道的手術，也有很多術後提高性功能的方法。因此，術後的性功能下降，絕大部分只是由於心理影響造成的。

性功能障礙是個很複雜的問題，文化、社會、倫理和習俗都會影響到女性的性欲和性功能。中國有55%的婦女對性生活不滿意，40%性高潮困難，約有1/3婦女每月性生活少於2次，尤其是大部分婦女有性生活障礙卻不去尋求醫生幫助。

現代人生活節奏緊張，生活壓力大，讓很多人產生焦慮情緒，這種焦慮情緒是性高潮的大敵。手術有可能增加了這種焦慮，但只是間接影響性生活品質，並不是直接由於手術所導致。

建議手術後的患者，子宮全切者從術後3個月起，子宮次全切除患者術後1個月起，認真訓練適應手術後的性生活。完全精神放鬆和舒適，從性交前的愛撫做起，刺激婦女的性敏感區域，讓婦女達到充分性喚起。考慮手術傷口癒合，先淺、緩、柔和，逐漸增加深入幅度。患者的丈夫一定要配合，要有充分的信心，因為和諧的性生活是家庭幸福和夫妻和睦關係維繫的重要因素。

後記一：簡明扼要的總結

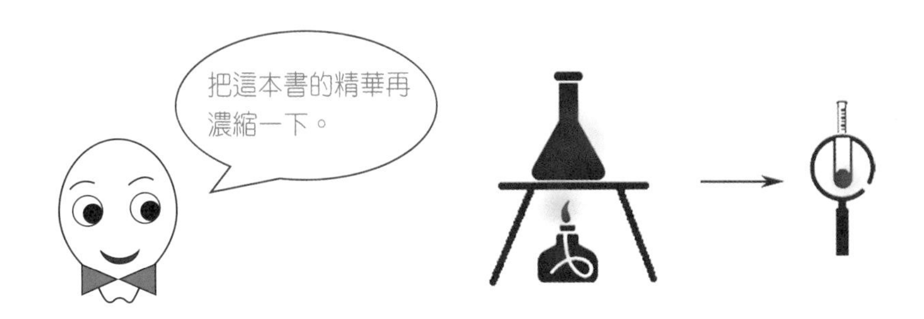

本書開頭介紹了婦女生殖系統的解剖位置和生理功能：

婦女生殖系統的功能是繁衍後代，人類為了保證新生兒能夠有足夠的腦容量，進化為單胎妊娠，妊娠期達280天，人類婦女的生殖器官和生理功能非常協調、完善、完美。

1.子宮位於盆腔中部，兩側宮角連接著輸卵管和卵巢，宮頸下端被陰道穹隆包繞，四對韌帶固定著子宮的位置，前鄰膀胱，後鄰直腸。

2.子宮是肌性空腔臟器，外層是菲薄光滑的漿膜，中層是平滑肌組織，內層為子宮內膜——它受到卵巢激素的週期性作用，增生→分泌→脫落，形成月經。

3.婦女的生殖內分泌系統被稱作：下丘腦-垂體-卵巢軸，它們通過從上至下的控制和從下至上的回饋，精細地調節婦女的生理週期。

4.妊娠期，子宮為適應胎兒生長發育而膨脹；分娩期，依靠子宮平滑肌節律性、對稱性、極性收縮，擴張宮口，娩出胎兒；分娩後，子宮平滑肌迅速而強有力的收縮壓迫了胎盤供應血管，被稱作「生理性縫

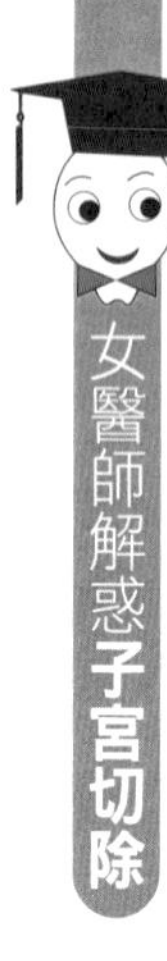

紮」。

5.雌激素和孕激素的生理功能：雌激素促進靶細胞增生，孕激素在此基礎上促進靶細胞成熟。

6.圍停經期是婦女生理性的卵巢功能衰退，手術切除卵巢和藥物抑制卵巢同樣出現類停經症狀，激素替代治療有助於婦女減少症狀，保護骨骼、心血管和大腦功能。

解剖和生理的內容在後文的疾病和治療方面都要重提，是分析疾病特點和選擇治療方案的基礎。

接下來我們探討了子宮切除的種類和適用範圍：

近年來，隨著婦女對健康和生活品質的重視，子宮切除手術有逐年增長的趨勢，成為僅次於剖腹產後第二常見婦產科手術。

1.月經異常是育齡期婦女看婦科的最常見原因，月經異常經常會導致貧血。

盆腔疼痛是婦女來看婦科的第二常見原因，有急性和慢性之分。

有正常性生活，2年未避孕而未孕者，稱為不孕。

育齡婦女超過6個月不行經為閉經。

月經正常的婦女在停經數天或數周後出現陰道流血，要警惕妊娠相關疾病。

性交後出血要警惕宮頸問題。

陰道分泌物異常，量多，有不良氣味，可能是黏膜下肌瘤或宮腔內帶蒂肌瘤。

有腫物脫垂至陰道要考慮子宮脫垂或帶蒂子宮肌瘤脫垂。

盆腔壓迫症狀，如尿頻和排便困難，患有子宮肌瘤或腺肌瘤可能性大。

腹脹要考慮巨大腫瘤和腹水。

一些盆腔腫瘤可以在腹部摸到包塊。

停經後出現陰道流血要警惕婦科惡性腫瘤。

2.醫學工作者將婦女一生分六期：嬰兒期、幼兒期、青春期、性成熟期、圍停經期和老年期。各期有各自的生理特點和好發疾病，也有各自的保健重點和治療原則。子宮切除手術不光要考慮疾病病情，還要重點考慮患者年齡和對生育的要求，保留育齡期婦女生育功能，保留婦女內分泌功能。

3.目前醫院所開展的子宮切除術，按手術切除範圍從小到大，從簡單到複雜，依次為：

子宮次全切除術，即手術切除宮體，保留宮頸，這種術式絲毫不影響到宮頸和陰道的解剖結構。

子宮全切術，切除包括宮頸在內的全部子宮。

全子宮一側或雙側附件切除術。

次廣泛和廣泛子宮切除手術，即切除全子宮及宮旁組織2~5公分，必要時還要包括部分陰道組織、卵巢、大網膜、淋巴結，在治療子宮惡性腫瘤時，這種徹底的切除降低了腫瘤的復發和轉移。

4.各種保守治療和微創治療也在快速發展，對於婦產科疾病的診斷和治療有了更多認識研究和更多選擇。微創子宮切除手術包括陰式子宮切除術、腹腔鏡下子宮切除手術和腹腔鏡輔助陰式子宮切除手術。其特點是：無瘢痕，出血少，疼痛輕，對腸道干擾少，術後恢復快，患者易接受。但微創手術的適應範圍嚴格、技術要求高，尚不能替代子宮切除手術。

5.保守治療的好處在於保存患者生育能力，減少或避免手術損傷，

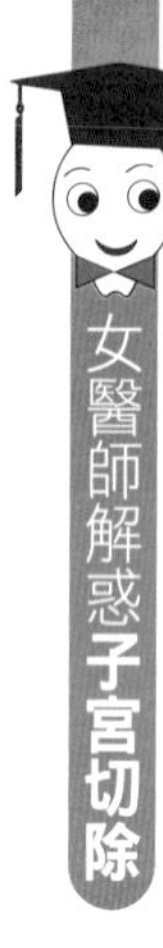

滿足患者的心理要求。

鎮痛藥屬於對症治療。

運用激素類藥物被稱作內分泌治療。

化療和放療是治療婦科惡性腫瘤的利器，大部分時候作為手術的輔助，術前縮小腫瘤，術後預防復發。

宮頸物理療法和宮頸手術能避免一部分因宮頸病行子宮切除的情況。

子宮內膜切除術能避免一部分因子宮出血行子宮切除的情況。

介入治療能縮小腫瘤，減少子宮出血和疼痛。宮腔鏡和腹腔鏡都能核除子宮肌瘤保留子宮。

要兼顧兩方面因素。只有當手術所獲得的益處明顯超過對身體一時性的負擔及長遠的功能損傷時，才適於接受手術，這是子宮切除手術治療的一般性原則。

子宮切除手術常用於哪些疾病？

子宮切除常見的病因是婦女生殖器官的炎症、損傷、腫瘤、功能失調；少見病因為婦女發育異常、精神心理異常。

1.子宮平滑肌來源的良性腫瘤是最常見婦科腫瘤——子宮肌瘤。可以單發或多發，可以發生在子宮的各個部位，可能造成月經異常、不孕、盆腔壓迫症狀。大部分不需要治療；少數症狀嚴重者可選用保守治療或手術治療。

2.子宮內膜離開了子宮腔而種植生長，形成了子宮內膜異位症。盆腔廣泛的粘連導致慢性、漸進性腹痛，是此病的特點。治療方案是手術和藥物的綜合治療，高復發率是根治此病的難點。

3.下丘腦-垂體-卵巢軸功能紊亂導致功能失調性子宮出血。月經量過多、經期延長、週期紊亂和經間出血是此病的特點。功血治療以內分泌治療為主，難治性功血造成貧血可以採取手術治療。

4.妊娠期承擔胎兒和母體之間物質交流的滋養細胞發生增生或惡變，成為葡萄胎、侵蝕性葡萄胎和絨癌。血中HCG值超高是本病的特點。化療對此病非常有效，因此治療原則是化療為主，手術為輔。

5.子宮脫垂是子宮脫離了正常位置，下降到了陰道裡。此病經常合併膀胱和直腸脫垂。陰式子宮切除手術適用於無生育需求的子宮脫垂治療。預防此病要注意，產褥期和哺乳期避免過早進行體力勞動。

6.產科大出血，通過急診子宮切除能夠挽救產婦性命。妊娠足月的子宮，血供為每分鐘500毫升，任何影響子宮收縮止血的因素都可能導致產後出血過多，短時間內即可造成婦女失血性休克和死亡。胎盤植入和子宮收縮乏力是兩大最常見的產科子宮切除原因。

7.慢性盆腔炎和盆腔結核，導致不孕、宮外孕、盆腔疼痛、閉經和反復急性發作；治療方案為綜合治療，包括藥物治療、物理治療、腹腔鏡下鬆解粘連；病情嚴重者需要子宮切除治療。

8.最後是婦女生殖系統的各個器官發生惡變成為婦科惡性腫瘤。宮頸癌、子宮內膜癌和卵巢癌是婦科三大惡性腫瘤，是高度威脅婦女生命和健康的嚴重疾病。目前的處理原則是全面檢查、嚴格分期，制訂合理治療方案，採用手術、放療、化療的綜合治療，監控復發和轉移情況。

9.婦科惡性腫瘤的防治要點是普及婦科防癌篩查，重點監測各種惡性腫瘤的高危人群，早期發現，早期治療。婦科查體、宮頸細胞學、內膜細胞學、超音波、腹腔鏡、血液癌症標誌物檢查，是早期發現婦科癌

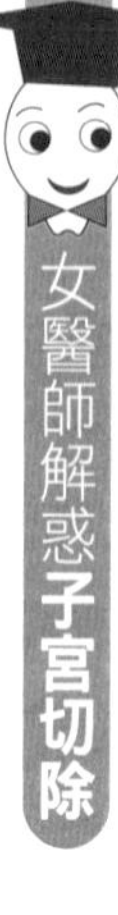

前病變和早期癌症的利器。癌前病變和癌症早期的治療效果非常好，預後樂觀，可以不影響預期壽命和生活品質。

人吃五穀雜糧，難免生病。疾病這個不受歡迎的朋友，在生活節奏緊張、工作壓力大的今天，尤其會影響婦女的事業、家庭、前途。患者增加對疾病的瞭解，增加信心，積極與醫生配合，都有助於戰勝疾病。

接受子宮切除手術前都要做什麼？

術前的充分準備是保障手術效果、降低風險和併發症的必要手段。

1.醫生對患者的病史採集包括整個病程過程的發展；患者的月經、婚姻、生育經歷；既往有過何種疾病，採取過何種治療；家族中是否有同類患者及其預後等，這些資料對於疾病判斷和治療方案的制訂至關重要。

2.完善的術前檢查。利用查體和各種輔助檢查判斷患者的疾病性質和嚴重程度，評估患者全身狀況是否能耐受手術，篩查血液傳播的傳染病，排除入院前未發現的婦科疾病，避免盲目手術。

3.術前準備是保障手術成功、減少併發症的必要過程。包括皮膚清潔、胃腸道減壓和清潔、陰道清潔和留置導尿。一些特殊的患者還需要備血，備術中取樣病理檢查，備術中取病原微生物培養。

4.術前談話是醫患共同探討疾病的治療方案，包括交代病情和選擇治療兩方面。患者可以充分表達自己的訴求，醫生也要瞭解患者的心理狀態，判斷手術是否能順利實施。

5.術前醫患間要簽署一份法律文書，表示患者和家屬對病情和治療的各方面內容已經瞭解，並決定接受手術治療。

6.手術是一種有創傷的治療方法，每種手術都有其特定的風險和併發症。子宮切除手術的常見風險和併發症為：麻醉意外，出血，腸道損傷，泌尿系統損傷（尤其是輸尿管損傷），術後感染、敗血症，下肢靜脈血栓脫落。因此，對待子宮切除術應採取審慎態度，要有明確的手術指徵方可實施。

7.術中、術後病理是在顯微鏡下對手術切除的器官、增生物、腫瘤進行觀察，必要時還會進行免疫組織化學檢查、電子顯微鏡檢查。病理是疾病診斷的「金標準」，即最可靠、最準確的診斷方法，對疾病分型、分期、後續治療、預計治癒率和術後生存都有重要意義。

知道了這些，您是否對醫院的治病流程有了一定的瞭解，增加了一分信任，減少了一分焦慮。

術後康復

子宮切除手術的目的是為了治療各種嚴重威脅婦女生命和健康的疾病，是為了提高婦女的健康狀況和生活品質。術後調整心理狀態和積極的術後康復，才能完全實現手術的目的。

1.子宮切除後，生育和月經永久性停止。如果保留卵巢，女性排卵和內分泌功能仍然存在，雌激素對婦女的性別特徵維持和骨骼、心血管、大腦的保護仍然存在。同時切除雙側卵巢的手術，術後婦女立刻產生去卵巢綜合症，比生理性圍停經期綜合症更急重，除非激素依賴性惡性腫瘤，需要進行術後激素的替代治療。

2.子宮切除手術並非解決和預防了婦女生殖系統全部疾病。術後仍可能發生卵巢破裂、扭轉等急腹症；子宮內膜異位灶復發等慢性盆腔疾

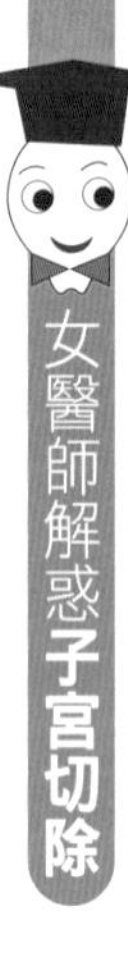

病。由於子宮切除手術前並不要求嚴格避孕1個月以上，術後輸卵管妊娠破裂也有案例。

3.隨著人口高齡化的到來，婦女尿失禁的問題日益受到重視，已經明確的是與婦女生育次數和年齡直接相關，子宮切除手術可能會加重婦女尿失禁，避免方法是術後早期進行營養補充和盆腔肌肉訓練。

4.幾乎所有手術都會導致術後一段時間情緒低落，何況子宮是女人的生育器官，孕育新生命是女性的神聖使命。術前無長時間的心理準備，或術後疼痛和併發症嚴重者，更容易罹患術後情緒低落。輕度的術後情緒低落可以通過家人或醫務人員講解、疏導，重度的術後憂鬱則需要專門的精神科醫生用抗抑鬱藥物治療。

5.術後性生活的改變是很多患者擔憂的問題，術後適時恢復性生活和減少心理壓力的干擾是關鍵。慢性盆腔疼痛和長期不規則出血的患者，術後性生活品質可能提高。手術同時切除卵巢的患者，術後會出現停經期症狀，需要術後在醫生指導下合理使用激素替代療法。

術後投入新生活，醫生需要做的減少，本人和家庭需要做的增加。逐漸恢復正常的工作和生活，積極心理調整，預防遠期併發症，才能擁有健康人生。

後記二：關於健康就醫和資訊交流

本書寫到這裡已經接近尾聲，對於子宮切除手術的相關知識已經介紹完畢，但關於醫患溝通仍然意猶未盡，我還有太多的話想說。

古代的中國醫學來源於樸素的唯物主義，強調人與自然規律的和諧，注重人的生活環境、習慣、情緒對健康的影響。西方醫學對生理、生化、病理的突破，讓醫學進入了現代科學的領域，人體的健康和疾病彷彿機器的故障和維修一樣，被稱作「生物醫學模式」。

現在，人們認識到作用於人類健康和疾病的因素是多種多樣的，遺傳基因、生活方式和環境、經濟因素、家庭和社會地位、自我認知和情感，它們都對人體的健康和疾病產生影響。因此，目前公認「生理-心理-社會」醫學模式。

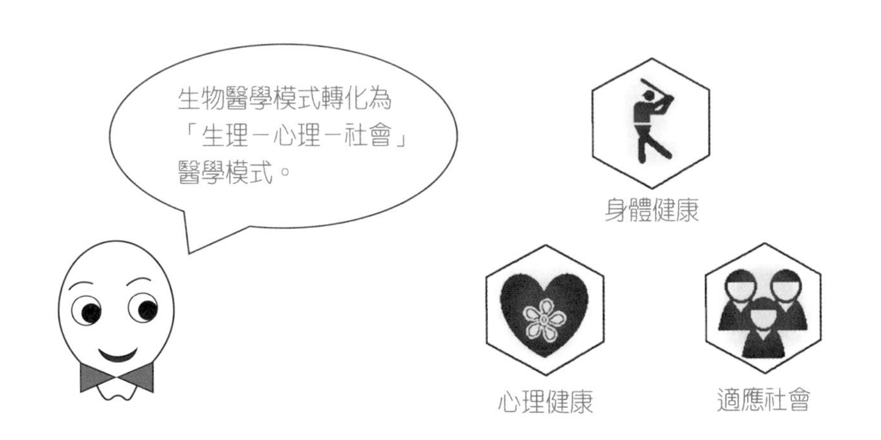

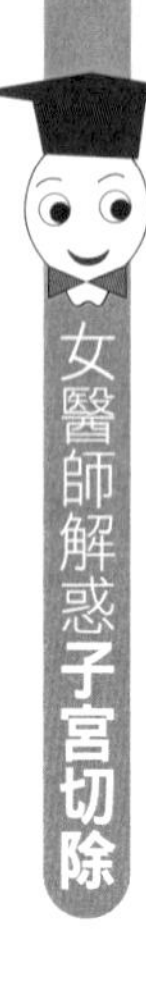

簡單總結一下：

手術，做還是不做？

手術，俗稱「開刀」，是一種直接、快速、準確，卻又有風險、有創傷的疾病治療手段。手術大部分在麻醉下進行，無菌的條件要求讓手術室與「塵世」隔離，醫護人員全副武裝更為手術增添了神秘色彩。

人們樂於議論手術神奇的效果，比如心臟換瓣後，原本虛弱的患者變得能吃能玩，白內障手術後，失明的患者重見天日；大家卻又本能地懼怕手術，想像著寒光閃閃的手術刀切開身體，再勇敢的人都會不寒而慄。

什麼情況下必須手術？

手術的適應症多種多樣，疾病的治療手段也有多種選擇。但是說到「必須手術」，最常見的情況是惡性腫瘤的早期與急性的臟器破裂出血。

眾所周知，惡性腫瘤是人類死亡率最高的疾病。惡性腫瘤的早期，通常指惡變局限在一個臟器，尚未發生轉移和侵犯，手術治癒率能達到90%以上。如果不手術，則很快進展為晚期，發生患者的生命品質惡化和死亡的不良後果。

臟器急性破裂出血，例如肝、脾破裂，輸卵管破裂等，也需要立即手術，人體的血液有4.5~5升，在血管破裂的情況下短時間內就會導致失血死亡，及時的手術修補和止血是挽救生命的必要手段。

什麼情況下儘量不要手術？

如果疾病的非手術治療能達到理想的效果，手術就屬於過度治療。

例如「功能失調性子宮出血（簡稱功血）」，舊稱「血崩」，曾經是嚴重威脅育齡婦女的疾病，能導致失血性貧血、休克和死亡。讀者也許會納悶，既然如此，手術切除子宮不是一種有效的治療方法嗎？

對，也不對。功血的原因是婦女內分泌失調，應用激素能有效治療絕大多數功血。只有不到10%的患者對激素治療反應不明顯，稱為「難治性功血」，需要手術治療。

什麼情況下可以手術，也可以不手術？

良性腫瘤、炎性粘連、結核包塊等疾病是否需要手術，要依據病情的嚴重程度，預計疾病未來的發展趨勢來決定。患者本人的意見也很重要，在選擇有創傷治療時，最大限度滿足患者自己的願望，能減少精神壓力和不良情緒帶來的軀體感覺不適。

患者的「依從性」對於非手術的結局非常關鍵。患者的依從性表現為：嚴格遵醫囑服用藥物，按時復診觀察，能夠理解並接受非手術治療的風險，在醫生判斷非手術效果不理想的情況下轉為接受手術。

醫生怎樣更準確地為患者選擇手術？

大部分患者對疾病和手術知之甚少，在很多情況下將手術治療的選擇權完全交給醫生。醫生怎樣最大限度地使手術利於疾病治療，減少風險和併發症？

在手術前，應用無創的影像檢查、穿刺病理、血液生化檢查，明確病變性質和範圍，既減少盲目手術，也避免貽誤手術。

以內鏡為代表的微創手術被稱為「鑰匙孔手術」，特點是視野清晰，出血少，損傷小，術後恢復快，幾乎沒有瘢痕。簡單的手術可以在門診進行，患者容易接受，是一種很好的選擇。

世界範圍的各級醫師協會和衛生管理部門，不斷匯總各種疾病的大規模人群手術和非手術治療效果。經過統計學分析，制訂出新的臨床

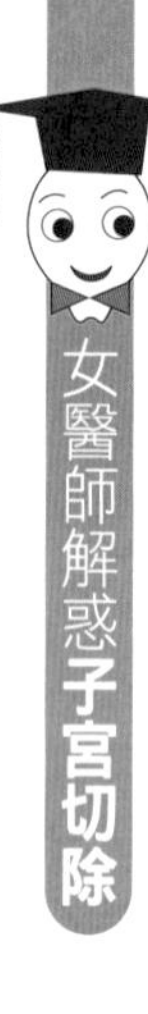

指南；根據最新的指南，將醫學院的教科書每五年更新一次，讓臨床醫生有一個統一的標準，有章可循，避免偏差。

另一個不能回避的話題：由於醫患雙方專業知識不對等，還由於手術往往伴隨高額的治療費，難以避免的是患者對手術的必要性產生懷疑。這是完全可以理解的。對此，衛生管理部門要求一定難度的手術，必須由一定級別的醫生決定和實施。手術的指徵要有客觀依據，手術後要有病理證實，腔鏡手術常規拍照，所有報告單隨時供第三方鑒定。這樣能夠最大限度地保障患者的權益。

相信一個正規的醫院、一個正派的醫生都會珍視自己的技術聲譽，按照醫療原則，盡自己最大的能力，為患者選擇和實施手術。說到底，疾病是我們共同的敵人，健康是我們共同的願望。

賢妻良母最容易患的婦科疾病

一位住院等待手術的婦女是派出所所長的妻子，她50歲，仍然很美麗，尤其是溫柔含蓄的氣質讓人難忘。很多員警來病房看望她，都紛紛稱讚：「嫂子是有名的賢妻良母。所長工作起來沒日沒夜，家裡家外全靠嫂子一個人。」

原來，就在她住院的頭一年，她的婆婆被查出來身患癌症，從開始治療到去世，都是這位年近50歲的兒媳衣不解帶地服侍。她的孩子又面臨大考，她每天要給孩子做飯，陪他復習功課，又要去醫院送飯、陪護，整整忙了一年。然後身體就出了問題，時常腰痛得直不起來。先去看了骨科，後來轉到婦產科，雙側卵巢巧克力囊腫都已經達到8公分大小。

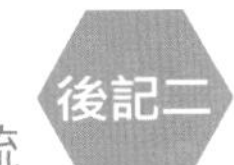

手術中發現，不僅雙側卵巢巧克力囊腫，且整個盆腔的子宮內膜異位灶結節佈滿，臟器粘連嚴重，手術超過2個小時才完成。兩側卵巢被異位囊腫佔據，只有一側有一點健康的白色的卵巢組織，給予保留。手術為：全子宮、右側附件切除，左側卵巢巧克力囊腫核除，盆腔子宮內膜異位灶清除術。

盆腔子宮內膜異位症，前面已經講過，是有活性的子宮內膜組織，種植在子宮腔以外的地方，最常見的就是種植在卵巢，反復出血、機化、包裹、粘連，產生各種症狀。

人體自身的免疫系統，時刻都在檢測異位的子宮內膜，及時清除，令小的異位灶壞死，防止它種植生長。但過度勞累、焦急、生活不規律、休息和睡眠不足，人體會呈一種亞健康狀態，免疫力下降，對人體的感染、異物、變異細胞、組織的監控和清除能力下降。因此，在人體亞健康狀態下，各種疾病都得以並易轉化為慢性。很多婦科慢性炎症性疾病都是「累得」。

重大精神打擊後易患癌症

一次化療令人難忘，那個患者才36歲，已經是卵巢癌晚期。打上化療剛幾分鐘的沉默後，她就開始流淚，問我：「醫生，我的病還能不能好。我女兒才14歲，我死了她怎麼辦。」

她跟丈夫都是鄉下人，從小家庭困難，也沒讀過多少書，剛結婚時生活過得很艱難。幾年前，丈夫帶她到城裡來批發海鮮，她說：「早上三四點就起床，到碼頭上做生意，晚上收攤後，累得立刻睡覺，冬天凍得手不聽使喚，但是第一年就賺了十多萬，幾年下來賺了上百萬。」他

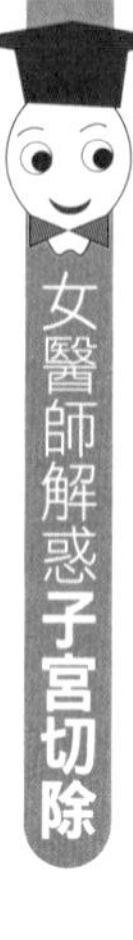

們成了富人。但丈夫卻很快變了心，有年輕的女孩看上她丈夫的錢，來破壞她的家庭，丈夫逼她離婚，而且把所有的錢都拿走了，跟女孩買房買車。她開始不同意離婚，但是經受不起丈夫的打罵，後來沒辦法就離婚了，14歲的女兒歸她，財產卻都轉移走了。離婚一年後，她就檢查出癌症。

她的眼淚不是在流，是噴湧出來：「我被他們氣死了，所以我才得了這個病，做了這麼大的手術。」已經一年多了，她還是泣不成聲。

第二次來化療，她還是那樣悲傷的表情和擦不乾的眼淚。她說自己感覺不好，沒力氣，總是喘不上氣，吃不下東西，睡不著覺。她的癌症標誌物指標升得很高，這一切都是不好的徵兆。第二次化療結束，叮囑她三個星期來復查肝腎功能，四個星期來做下次治療。但是三個星期後，她沒來，四個星期後也沒有再見她的蹤影。我跟主任彙報了這個情況，主任說上次看她基本就是不行了。

腫瘤的發病原因是全世界醫學上的一個難題。精神創傷、心理失衡、緊張、抑鬱與癌症密切相關已經公認。這些精神因素抑制機體免疫力，胸腺和淋巴功能下降，對變異細胞的監控變弱，癌細胞活性增強。大規模的臨床回顧分析，很多癌症患者在1~2年內遭受過重大的精神打擊。在這一點上，西醫的精神內分泌學和中醫的鬱氣凝結所見略同。不僅癌症，心臟病、肝病、子宮內膜異位症都與精神因素有關。若要健康，最好心平氣和，難得糊塗。

人體是一個綜合的整體，婦女生殖系統是整體的一部分，人體健康，生殖系統健康。所有維護人體健康的常識，在婦科都適用。健康飲食，適度運動，避免肥胖，避免吸煙、大量飲酒，避免過度勞累，避免生活不規律，避免長時間陷入不良情緒，保持身體健康狀態，是維持婦女生殖健康的重要前提條件。

說完了「生理-心理-社會」醫學模式，再談一下在資訊時代怎樣就醫，能更有效地進行醫患溝通，讓醫生在短時間內作出最有利於患者的診斷和治療。

堅持看一位醫生，保存好病歷記錄

有一位患者讓我非常難忘，其實我已經忘了她的樣子，但是忘不了她的產前檢查記錄本——簡直是一件藝術品。

一般的檢查記錄本都是醫生寫內容，護士貼單子，裡面還有一些零散的檢查報告單，還有收費單和宣傳單，患者往往自己看不懂，一股腦交給醫生。

這位患者的檢查本是自己專門買的一個存儲本，第一頁是目錄，後面全部有編號，每一個單元都有時間，有自己的身體狀況的記錄、醫生的檢查、報告結果，整整齊齊地貼在上面。整個孕期檢查一目了然。

有很多婦女在妊娠期經歷過糖耐量篩查，但有誰記得是哪天做的？在分娩前，如果發現血糖高，往往要絞盡腦汁地回憶，還是語焉不詳。但在這位孕婦的本子裡，哪天抽血都有記錄。整齊，乾淨，條理，讓人看一眼就由衷敬佩。

當時很想等她生產後收購這個本子，放在孕婦學校裡面當教材，後來太忙就忘了。

有很多患者看病的習慣不好，例如去看病有過去的病歷和檢查資料總是不帶，復診時常常忘記帶病歷。每次看病都重新買一本病歷本，找一位陌生的醫生。

我建議婦科病的患者堅持看一位醫生。當然，這位醫生要求是正規醫學院畢業，取得執業醫師執照的，而且看病的方式和態度讓患者比較滿意。堅持看一位醫生，不要扔掉病歷本，雖然一本新病例本並不需要很多錢。

因為婦科病如功能失調性子宮出血、閉經、不孕、子宮肌瘤、盆腔子宮內膜異位症、子宮腺肌病等都是慢性疾病，整個疾病的治療過程和發展過程，對每一步正確的判斷和處理都非常關鍵。一位醫生堅持看下來，她不一定記住每一位患者，但每次看到患者的病歷本，自己的檢查、記錄和治療，他就能很快想起來，治療到達哪一步了，下一步要怎麼辦。

排隊兩小時，看病五分鐘，有條理地保留醫療記錄和堅持看一位醫生，是對看醫生的時間最有效的利用。

不要自己看說明書用藥

有一位婦女，妊娠中期發現胎兒有先天性消化系統畸形和泌尿系統畸形，無羊水，遂入院進行了終止妊娠。終止妊娠後，為了避免泌乳產生的乳脹痛苦、乳腺感染等問題，要進行退奶治療。我給她開了一盒雌激素藥物，囑咐她，引產後每8小時吃3片，連續吃3天。

結果，一個週末後回來查房，她已經因為乳脹產生了發燒和疼痛，要求我解決這個問題。我問她有沒有吃藥？她說，吃了，每天吃1顆。我說：「我讓你每8個小時吃3顆，連續吃3天，你為什麼只吃1顆？」她說忘記了用法，就看了說明書，上面寫著每天1顆。

說明書上的用法是用來治療更年期綜合症的，是小劑量的用法。而

退奶，要在短時間內服用大劑量的雌激素，在中樞神經層面抑制泌乳素的分泌，小劑量根本就不起作用。

沒辦法，讓她少引用湯水，不要壓迫乳房，中藥煎服、外敷，用了5天才停止了泌乳。

婦產科的用藥大部分屬於激素類藥物，劑量是醫生通過患者的激素水準測定和分析後制訂的。所以，不同於抗生素和維生素，不能自己看說明書來吃。激素類藥物的說明書不是給患者看的，是給醫務工作者看的。

一些婦科內分泌疾病患者，醫生寫的醫囑從來不看，忘記怎麼吃藥就自己隨便問問人或者拿藥物說明書隨便看一種用法就吃了；甚至有人連自己是不是吃了藥都記不得。這樣調下來，會越調越亂。

很多激素類藥物是人體本身的一環，對其他激素的分泌產生抑制或促進作用，而且突然停藥後會產生「反跳」效應。因此，必須按醫囑，最好詳細寫明服用方法，服藥前每次都看一下。服用剩下的激素藥，不論對一個人的病多麼有效，也不要私自送給另一個症狀看起來相同的親友服用。

廣告資訊要鑑別

藥廠、器械商、診所，他們往往熱衷於向患者提供「健康資訊」。但這些資訊往往都是利用患者對健康和急於解決病痛的心理，將一些不實的廣告摻雜進去，實質上是誤導患者。

如果一些廣告的宣傳是「無痛人流」輕鬆卸掉包袱，不耽誤上學和工作；治療「子宮肌瘤」，像曬太陽一樣輕鬆，無後遺症；「宮頸糜

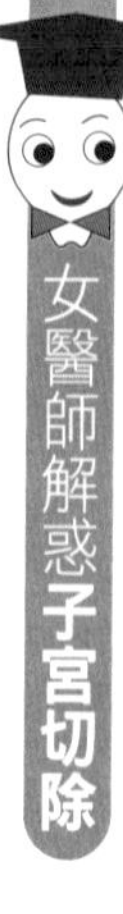

爛」不治療就會發展為宮頸癌。

不要相信這些廣告，去正規醫療機構檢查。

每6個月或一年檢查一次婦科

並非因為我自己是婦產科醫生，就鼓勵大家來醫院「消費」。

定期的婦產科檢查是一位女性有知識、愛護健康、重視事業家庭的表現。在歐洲，一次婦科年度身體檢查要360歐元，而且需要提前預約1個月，在我國只需要幾百塊錢，也不需要等那麼久。

如果婦科生殖系統無異常症狀表現，而且連續3年婦科體檢結果都正常，可以每年檢查一次。如果有一些婦科問題，或檢查出一些醫生叮囑患者要注意觀察的情況，就應該每6個月檢查一次。

常規檢查內容包括盆腔檢查、宮頸抹片、超音波檢查，這三項能發現幾乎全部良、惡性腫瘤和癌前病變。

在本書結束前，再次強調婦科體檢的重要性，防病於未然。

結束語和致謝

「但願眾生皆無病，哪怕世上我獨閒。」作為一名醫生，相比用藥物或手術來治療疾病，我更願意宣傳健康知識。醫者仁術，以人為本，面對目前的醫患關係緊張，與其牢騷滿腹，不如增加醫患溝通，增進醫患間的交流與理解。

本書完成於盛夏的美國，為了書中的內容和資料可靠，我查閱了十餘部中外專著，數百篇專業論文，每天去波士頓莫頓圖書館邊學邊寫。因此，不僅完成了書稿，自己也更多瞭解了最新的醫學進展，學習了很多中外婦產科專家、學者的醫學理念，受益匪淺。

最重要的還是希望此書能真正讓讀者增加婦產科的醫學知識。如果能讓讀者對婦產科疾病和手術有更多瞭解，減輕心理壓力和迷茫，作出利益最大化的選擇。能讓讀者增加保健意識，減少一些意外妊娠，減少一些延遲就醫，增加一些健康體檢。能讓讀者對醫療程序增加一些瞭解，多一些理解和配合，減少一些誤解和隱患。那將是對作者最大的鼓舞。

完成此書要感謝我的導師孔繁斗教授和所有培養我成長的上級醫師，他們用嚴謹的科學態度和為患者服務的精神，引領我進入醫學殿堂，是我一生行醫和做人的榜樣。

還要感謝我的家人對我的大力支持。我的先生和婆婆幫忙打理家務，照顧孩子，為我創造寫作的條件。

感謝丁香園生命科學網站站長和出版社編輯，沒有他們的鼓勵和推薦，此書不可能與讀者見面。最重要的是感謝本書的每一位讀者，祝各位健康、長壽、幸福、美滿。

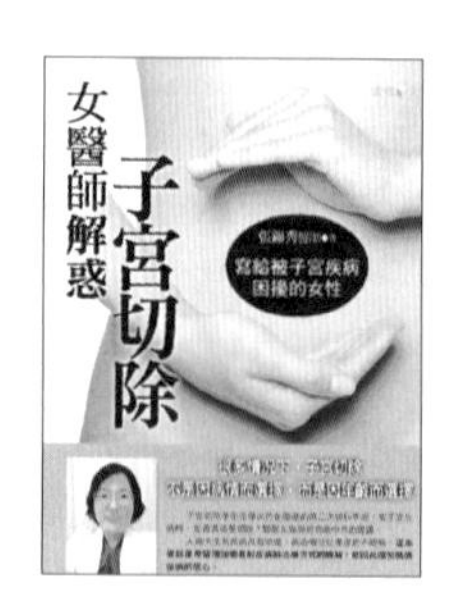

國家圖書館出版品預行編目資料

女醫師解惑子宮切除 / 張錦秀著. -- 初版.
-- 新北市：金塊文化, 2016.02
248 面；17 x 23 公分. -- (實用生活；24)
ISBN 978-986-91583-9-8(平裝)
1.子宮疾病　2.婦女健康
417.281　　105000858

實用生活24

女醫師解惑子宮切除

金塊文化

作　　者：張錦秀
發 行 人：王志強
總 編 輯：余素珠
美術編輯：JOHN平面設計工作室

出 版 社：金塊文化事業有限公司
地　　址：新北市新莊區立信三街35巷2號12樓
電　　話：02-2276-8940
傳　　真：02-2276-3425
E-mail：nuggetsculture@yahoo.com.tw

匯款銀行：上海商業銀行 新莊分行（總行代號 011）
匯款帳號：25102000028053
戶　　名：金塊文化事業有限公司

總 經 銷：商流文化事業有限公司
電　　話：02-55799575
印　　刷：大亞彩色印刷
初版一刷：2016年2月
定　　價：新台幣280元

ISBN：978-986-91583-9-8（平裝）

金塊文化